JN089628

パートナーが発達障害かも？と思ったときに読む本

カサンドラさんの葛藤・悩みを解決！

発達障害・カサンドラ症候群専門カウンセラー
神田裕子

すばる舎

はじめに

発達障害のあるパートナーや家族のいる人たちがカサンドラ症候群に陥る状況を、カウンセリングやボランティア活動を通して30年以上目の当たりにしてきました。

しばらく愚痴や不平不満を言い続けていたカサンドラさんたちが、しだいにそれでは物足りなくなり、発達障害に関する理解を深めようとアクションを起こしていきます。

離婚やお別れをするにせよ、関係の再構築を求めるにせよ、まずは対応方法を知りたいというのが切実なる悩みのようです。

「過去と他人は変えられない」という心理学でよく用いられる言葉を、カサンドラさんたちは頭ではよくわかっています。

そうとしかできない相手を受け入れたい、でもどうやって発達障害のあるパート

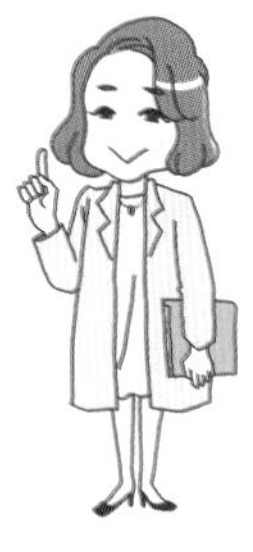

ナーに接してよいのか見当もつかず、苦悩しています。

接し方や対応の仕方にもコツがあります。

本書では私自身が体験したものばかりではなく、学術研究やケーススタディ、そしてあなたと同様の悩みをもつ人たちにインタビューした結果を反映させました。

車の運転も、むやみやたらにハンドル操作をしていると事故を起こします。まず基本となる操作マニュアルを知った上で、あなたなりの〝パートナーのトリセツ〟を作成していってください。

こちらが言動や態度、接し方を変えていけば、時間はかかっても必ず相手は変わります。そう、「未来と自分は変えられる」のです。

私は心理カウンセラーとして、今までにさまざまなタイプの後輩心理カウンセラーを育ててきましたが、どの場合も学びは自己分析からスタートします。

自分自身をコントロールできない人間に、他者の痛みを理解し、解決への糸口を探すお手伝いができるわけがありません。自己を客観視してもらいながら、気づきを促すよう育成していきます。そして、読者のみなさんにとってのパートナーや家族とのコミュニケーションにも、同じことが言えます。

こうした理由から、本書では第1章で、読者のみなさんご自身の状態を知ることからお話を始めています。

そして第2章では、次の段階として、他者であるパートナーを理解するために必要な発達障害の知識をご紹介します。

パートナーの特性を理解した後は、適切な伝え方や接し方を知る番です。第3章では、発達障害の特性に合わせた〝トリセツ〟をご紹介します。

第4章では、パートナーとのやり取りに悩んでいる人からよく聞かれる困ったエピソードをいくつか挙げながら、適切な対応方法をご紹介します。

第5章では、自分自身の人生を生きるためのヒントを記しています。

本書には、カサンドラ症候群かもしれないあなたが、現状を把握するためのヒントが書かれています。そのヒントがあなたの悩みを解決する方向性を示すとともに、生きづらさを解消するためのライフハックとして本書の内容を活用してもらえれば、とてもうれしく思います。

なお、本書のゴールは必ずしも離婚やお別れではありません。最終決断をするのはあなたですが、その前にパートナーとの苦しい関係が改善されるならどうでしょう？　それから結論を出しても遅くはありません。

居心地のよい関係を築くために、そしてそれぞれの人生が愛と自由でいっぱいになるように、さあ！　あなたも幸せへの一ページをめくりましょう。

目次

パートナーが発達障害かも?と思ったときに読む本

第2章

パートナーのことを知りましょう

第3章 対応方法を変えるとコミュニケーションはもっとラクになる

第4章 カサンドラさんの困り事「あるある」別お勧め対応法

第5章 カサンドラさんを卒業するために

第1章

あなたは カサンドラ症候群 かもしれない？

パートナーが「なんだか普通じゃない」と感じているのは、
実はあなただけではありません。
本章では、パートナーとの関係に悩んでいる方から
寄せられたよくある困り事を紹介しつつ、あなたが
自らを客観的に見つめ直すお手伝いをしていきます。

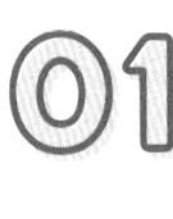

うちのパートナー、どうやら「普通と違う」らしい？

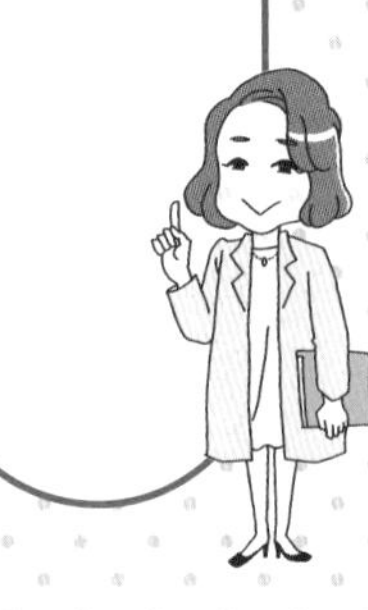

もしかして発達障害？

最近、私のところへ相談にこられる方々の中に、パートナーや家族が発達障害〝らしい〟と訴える人が増えています。

また、お友だちから指摘されて初めて、パートナーが「普通と違う」ことに気づく場合もあります。

最初のうちは「夫婦関係がうまくいかない」「家族と会話をしていても面白くない」「パートナーを信頼し切れない」と、恋愛や結婚生活にありがちな不満を口にしていますが、詳細を聴いていくうち相手の言動に発達障害の特性が見られてくることがあります。

私から発達障害の特性を説明して、それらに該当しないかどうかを打診すると、けっこう当てはまります。

表面的にはどこにでもあるような夫婦不和の話に思えても、問題や困り事の背景にパートナーの発達障害が存在している場合が考えられるのです。

次ページから、タイプの違う三組の事例を挙げます。

ご覧になって、あなたのパートナーにも該当する部分があるようなら、あなたのパートナーは発達障害やそのグレーゾーンである可能性が高いかもしれません。

事例
1
夫が忘れっぽいのが困りものなAさん

（専業主婦・30代）

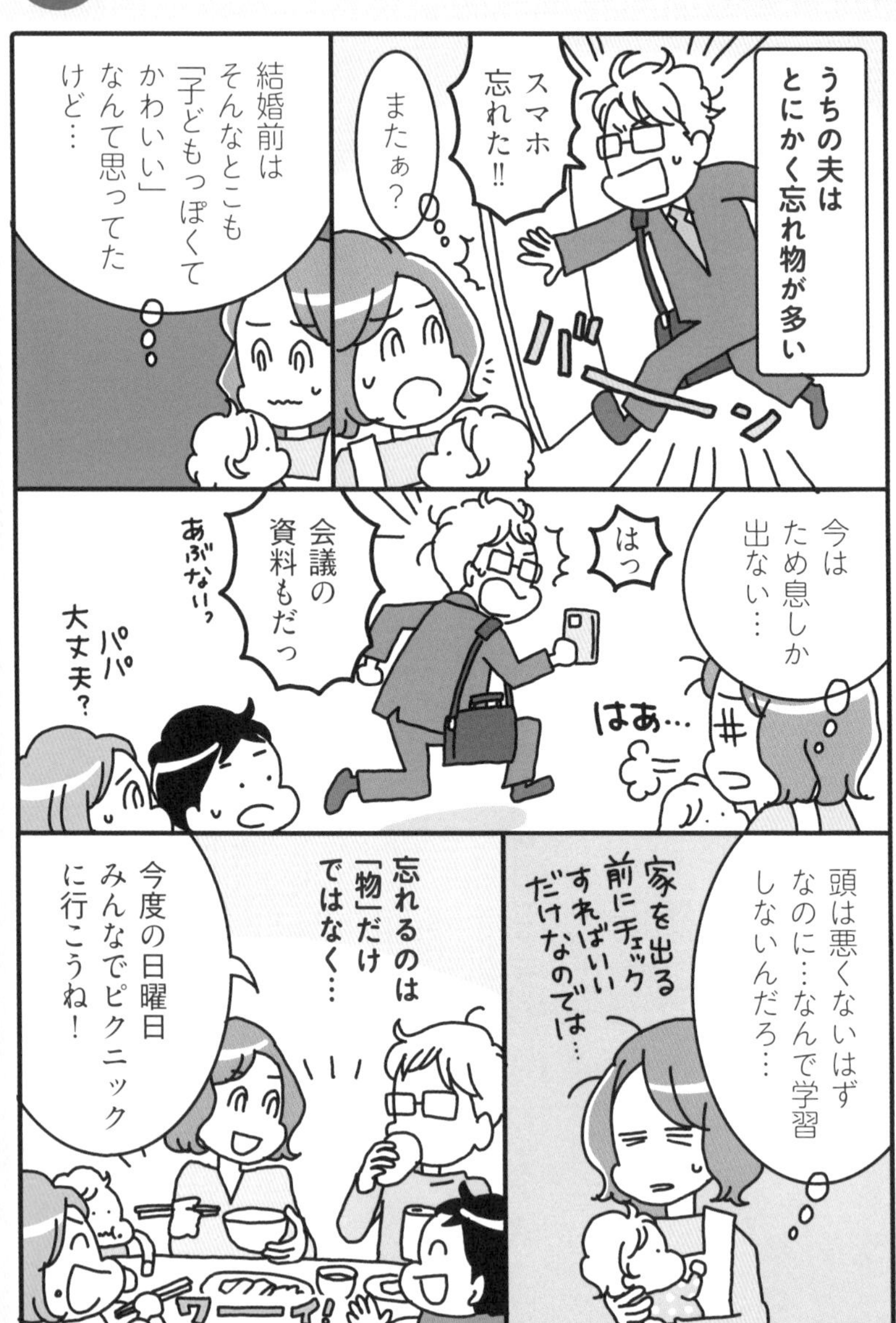
うちの夫はとにかく忘れ物が多い
スマホ忘れた!!
バーン
またぁ？
結婚前はそんなとこも「子どもっぽくてかわいい」なんて思ってたけど…
今はため息しか出ない…
はあ…
はっ
会議の資料もだっ
あぶないっ
パパ大丈夫？
頭は悪くないはずなのに…なんで学習しないんだろ…
家を出る前にチェックすればいいだけなのでは…
忘れるのは「物」だけではなく…
今度の日曜日みんなでピクニックに行こうね！
ワーイ！

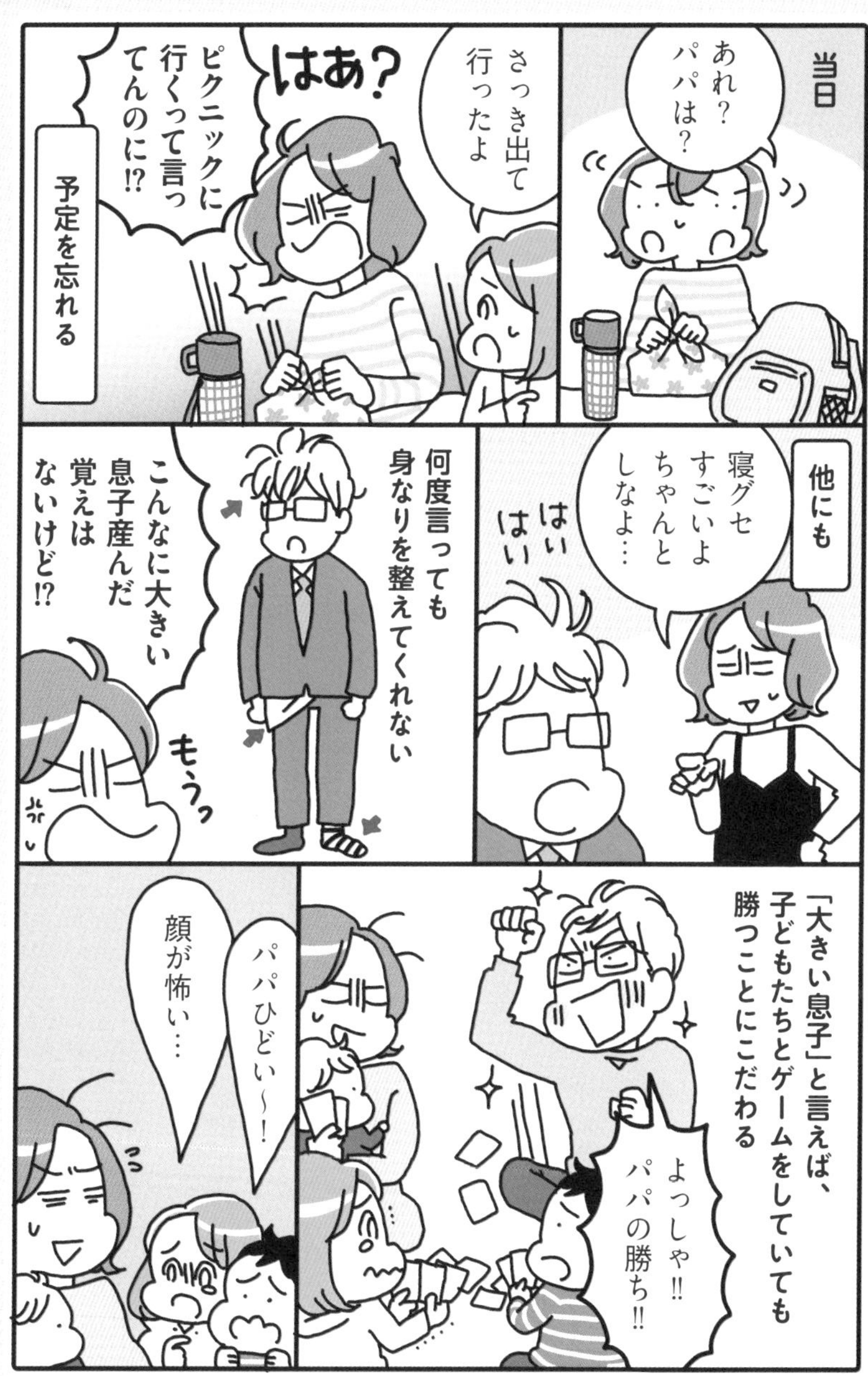
当日
あれ？パパは？
さっき出て行ったよ
はあ？
ピクニックに行くって言ってんのに!?
予定を忘れる
他にも
寝グセすごいよちゃんとしなよ…
はいはい
何度言っても身なりを整えてくれない
こんなに大きい息子産んだ覚えはないけど!?
もうっ
「大きい息子」と言えば、子どもたちとゲームをしていても勝つことにこだわる
よっしゃ!!パパの勝ち!!
パパひどい～！
顔が怖い…

CASE 1

夫が忘れっぽいのが困りものなAさん

結婚して8年。恋愛関係のうちは忘れ物をしても「子どもっぽくてかわいい」と感じていた私も、子どもが次々と産まれてからは、もう一人子どもがいるような感覚に襲われています。子育てだけでも大変なのに、夫も育てないといけないの？　と葛藤しています。

困り事① 夫は、朝起きてから顔を洗わずに仕事へ行くことがある。もちろん髪に寝ぐせがついていても、靴下が左右違っていてもそのまま。最低限の身だしなみを整えて欲しいが、それを言っても「うん」と答えるだけで直そうとしない。

困り事② 一流大学を出ているので頭は悪くないはずなのに忘れ物が多

い。車のキーを忘れる、書類がないと言っては何度も家に戻る、しまいには電車の中に鞄を忘れることすらあった。記憶力が悪いのは、一度決めたことを「実行しない」行動へもつながっている。

朝、健康診断のために病院を受診するはずが、会社へ出勤しようとする。週末に家族でピクニックへ行こうと話していたにもかかわらず、いざそのときがくると、断りもなくどこかへ出かけてしまい、気づくといない、など。

困り事③　子どもと遊ぶときには、一緒になって勝ち負けにこだわる。徹底的に子どもにも勝たないとイヤであるらしく「負けてあげる」ことができない。子どもが泣いて「やめる」と言うまで続けている。子どもが「ママ〜ッ、パパの顔が怖い」と夫を恐れるようになってしまった。

事例 2

食事中もゲームをする夫に悩むBさん

（公務員・40代）

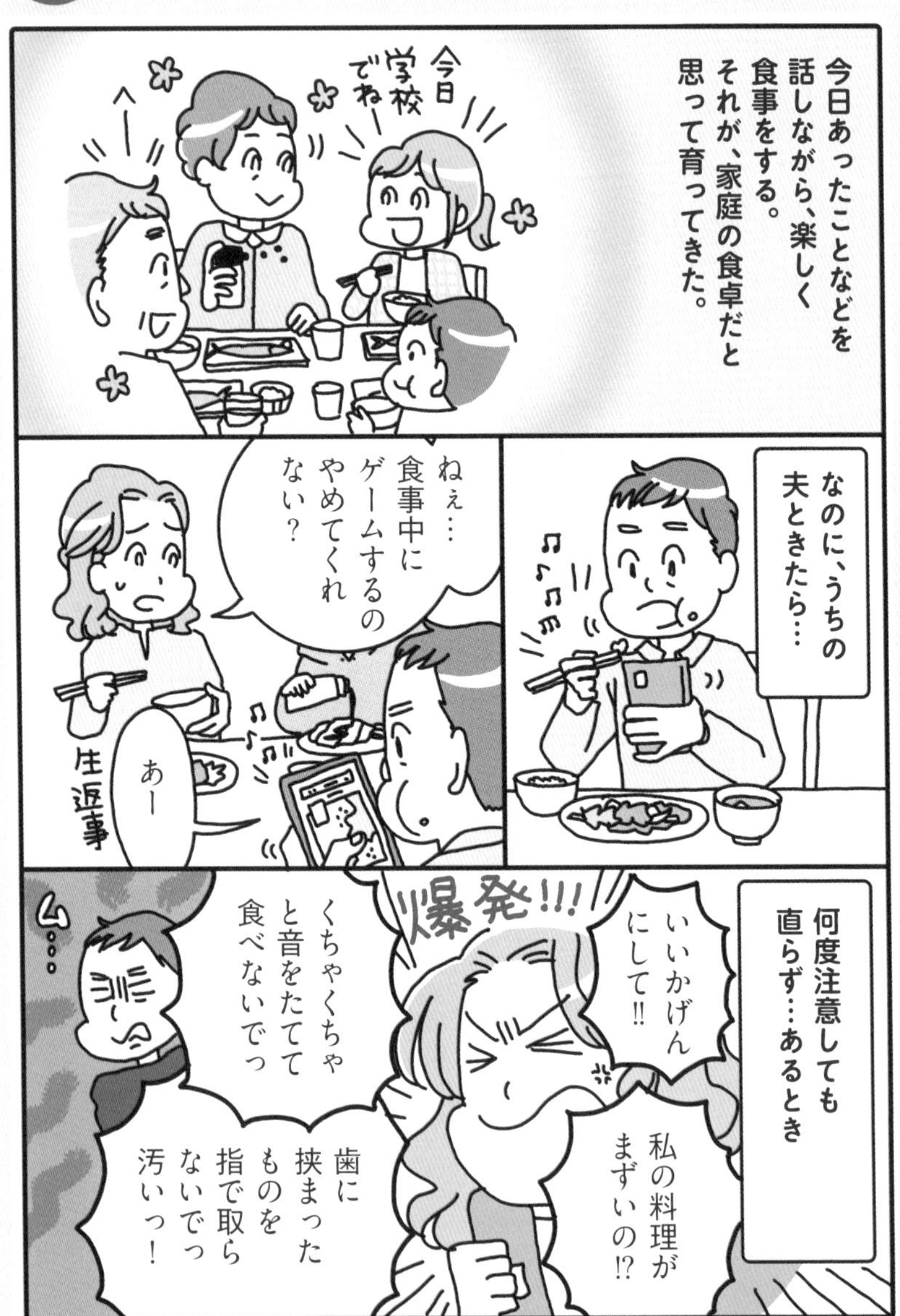
今日あったことなどを話しながら、楽しく食事をする。それが、家庭の食卓だと思って育ってきた。
今日学校でねー
へー
なのに、うちの夫ときたら…
ねぇ…食事中にゲームするのやめてくれない？
生返事
あー
何度注意しても直らず…あるとき
いいかげんにして!!
私の料理がまずいの!?
爆発!!!
くちゃくちゃと音をたてて食べないでっ
歯に挟まったものを指で取らないでっ汚いっ！
ム…

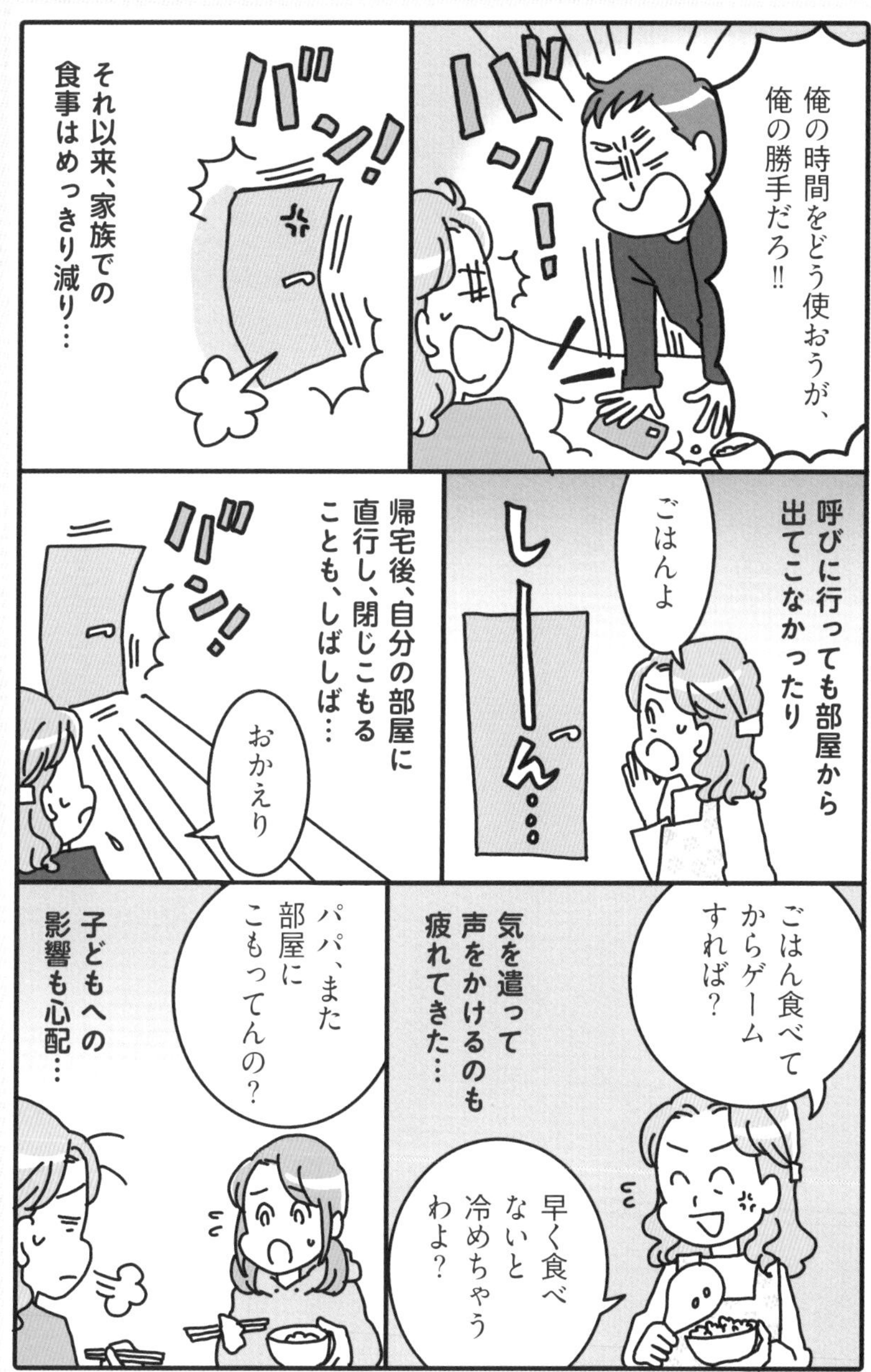
俺の時間をどう使おうが、
俺の勝手だろ‼
バンッ！！
バンッ！
それ以来、家族での
食事はめっきり減り…
呼びに行っても部屋から
出てこなかったり
ごはんよ
しーーーん…
帰宅後、自分の部屋に
直行し、閉じこもる
ことも、しばしば…
バンッ！
おかえり
ごはん食べて
からゲーム
すれば？
早く食べ
ないと
冷めちゃう
わよ？
気を遣って
声をかけるのも
疲れてきた…
パパ、また
部屋に
こもってんの？
子どもへの
影響も心配…

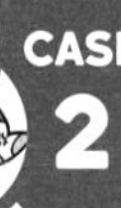

CASE 2

食事中もゲームをする夫に悩むBさん

夫の何がイヤって食事中にゲームをしていることです。ゲームの代わりに本や新聞を読んでいることもあります。食事は家族が楽しく語らいながらするものと私は思ってきましたし、育ってきた家庭もそうでした。言い方を工夫しながら夫に注意し続けることにも疲れてきました。

困り事 ① 最初のころに、思わず大きな声を出して注意をしたのがいけなかったのか、それまでやさしかった夫が豹変した。「なんで食事中にゲームをするの？　私の食事はまずい？　くちゃくちゃと音を立てて食べないで！　奥歯に挟まったものを手で取ろうとしないで！　汚い！」と言うと、「ゲームをすることのどこが悪い！　俺の時間だ！」と、へそを曲げて自室へ入ってしまった。

それ以来、一緒に食事をする機会が激減し、声をかけても部屋から出てこないことがある。帰宅後そのまま自室へ行き、閉じこもることも多くなった。思春期の子どもに悪い影響が出るのが心配である。

困り事② 夫の機嫌を悪くしないように、気遣って声をかけることにも疲れてきた。自分の常識やルールは正しいと思っているらしい。

事例3 結婚25年、夫との別居を検討中のCさん

（パート社員・50代）

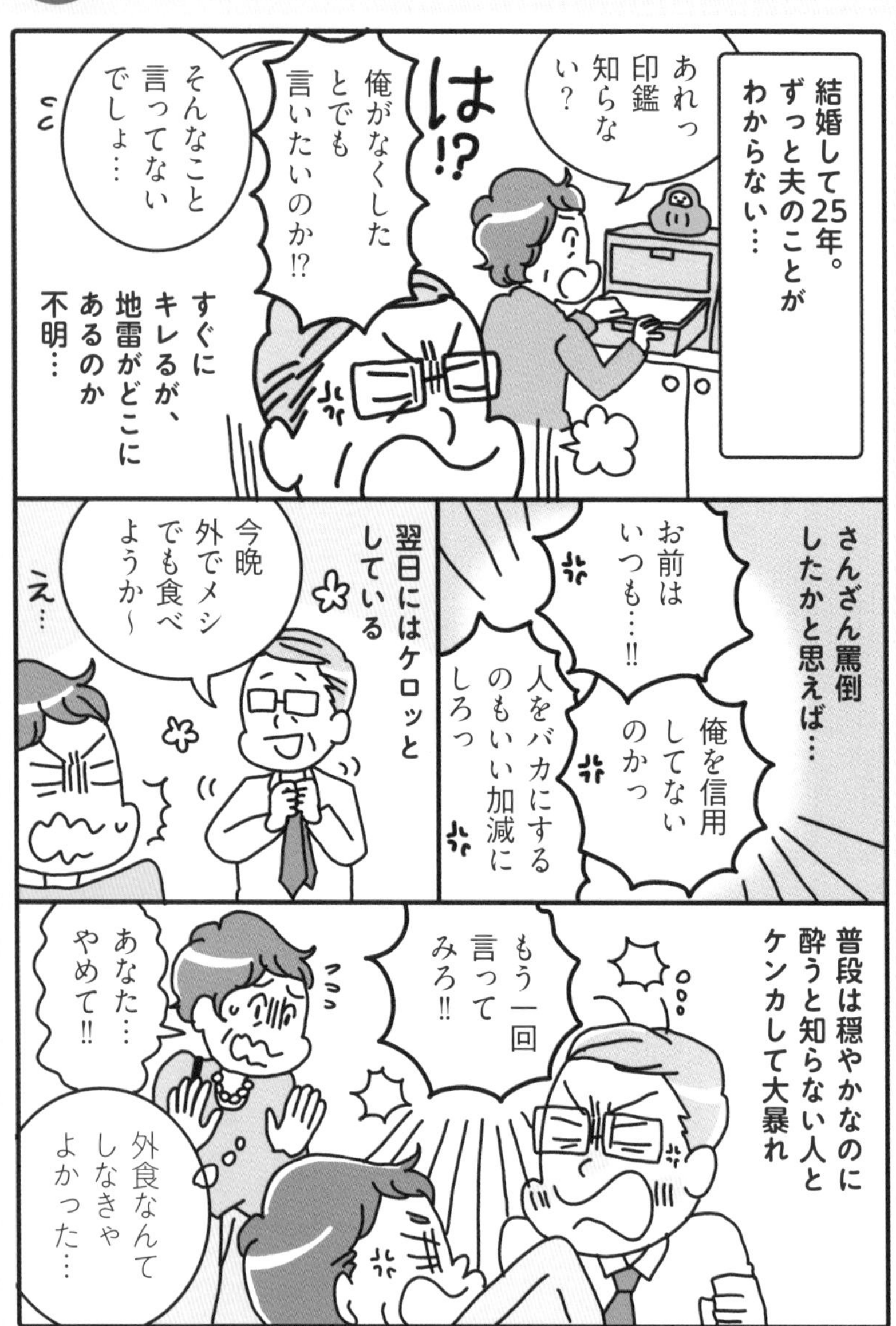

結婚して25年。
ずっと夫のことがわからない…
あれっ印鑑知らない？
は!?
俺がなくしたとでも言いたいのか!?
そんなこと言ってないでしょ…
すぐにキレるが、地雷がどこにあるのか不明…
さんざん罵倒したかと思えば…
お前はいつも…!!
俺を信用してないのかっ
人をバカにするのもいい加減にしろっ
翌日にはケロッとしている
今晩外でメシでも食べようか～
え…
普段は穏やかなのに酔うと知らない人とケンカして大暴れ
もう一回言ってみろ!!
あなた…やめて!!
外食なんてしなきゃよかった…

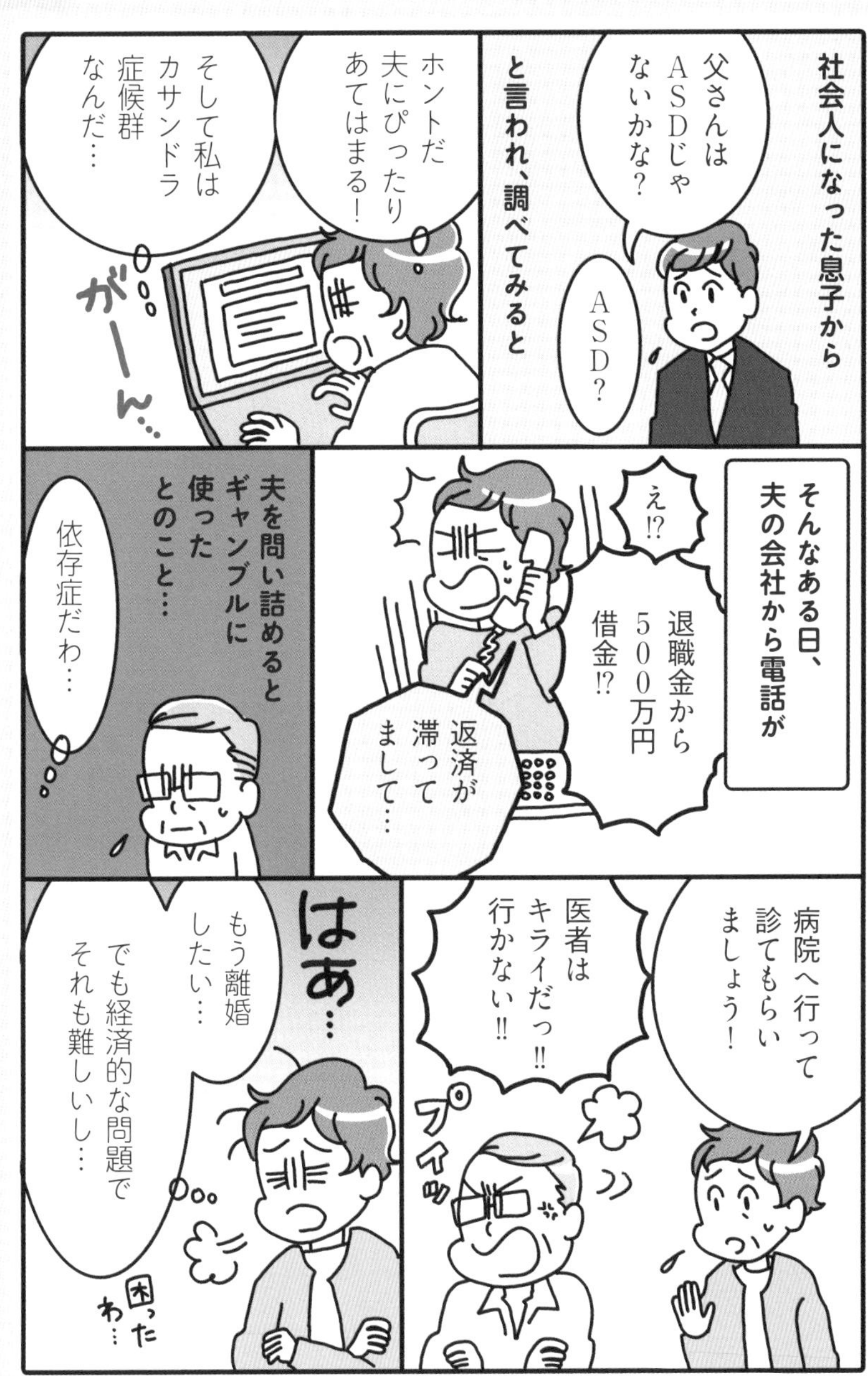
社会人になった息子から
父さんはASDじゃないかな？
ASD？
と言われ、調べてみると
ホントだ夫にぴったりあてはまる！
そして私はカサンドラ症候群なんだ…
がーん…
そんなある日、夫の会社から電話が
え!?
退職金から500万円借金!?
返済が滞ってまして…
夫を問い詰めるとギャンブルに使ったとのこと…
依存症だわ…
病院へ行って診てもらいましょう！
医者はキライだっ!!行かない!!
プイッ
はあ…
もう離婚したい…
でも経済的な問題でそれも難しいし…
困ったわ…

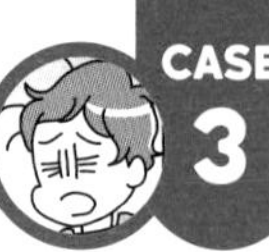

CASE 3

結婚25年、夫との別居を検討中のCさん

長い間、夫という人がわかりませんでした。すぐにキレるのですが、何を言うとそうなるのかわからず、びくびくしながら過ごしてきました。離婚するにも経済力がないため、生活を考えると勇気が出ません。この春、子どもたち二人が社会人になり、長男から「父親はＡＳＤ（自閉症・自閉スペクトラム症）ではないか」と言われて調べ始めたところ、夫はＡＳＤ、自分自身はカサンドラ症候群であることを知りました。

困り事

①キレると、家族に暴言を吐き罵倒する。でも次の日になるとそんなことがなかったかのように普通に挨拶をしてくる。「いつまでに〇〇をしてくれるの？」と尋ねると、「俺を信頼していないのか」と怒鳴り、家の中の物を放り投げる、誕生日に「あなたも50歳ね」と言うと、

「それって年を取ったってことか？」と、食事を床に投げつけて怒った。

困り事② 居酒屋でお酒を飲んだときには、レジで文句を言ったり、よそのお客さんとケンカをするなど、手をつけられないくらい暴れるので恥ずかしい。普段は穏やかな人なのに、と思う。

困り事③ 夫の会社から連絡があった。退職金から500万円の借金をしていて、返済が滞っていることを知る。帰宅後に夫を問い詰めると、パチンコと競馬にお金をつぎ込んでいたことを白状した。病院へ行って依存症の検査をして欲しいと夫に言ったが、病院は信じていないのでイヤだと言う。

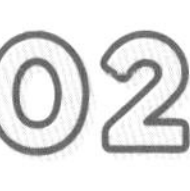

「カサンドラ症候群」を知っていますか？

正式な医学用語ではないけれど注目されている

冒頭に示した三人の漫画の事例、いかがでしたか？　程度や環境の違いはもちろんあるでしょうが、同じような困り感をあなたがパートナーに抱いているなら、あなたは「**カサンドラ症候群**」かもしれません。

「カサンドラ症候群」は、医学用語でも、米国精神医学会の発行するＤＳＭ（※１）に載っている〝正式な病名〟でもありません。主に社会福祉や心理学の領域で研究されていて、**「発達障害の夫や妻、パートナーと情緒的な相互関係が築けないために、体重減少や吐き気、めまいなどの身体的症状、抑うつ的気分、パニック・不安障害などの精神的症状を有する症状」**を総合して、そう呼んでいます。

コロナの後遺症で「ブレインフォグ（※2）」が取り上げられましたが、カサンドラ症候群にもそれと似たような症状があります。「何も考えられない」「意見を言いたくても頭の中が真っ白になる」「以前はこんなふうではなかった」と言うのです。

少し専門的なことを言うと、もともとカサンドラ症候群は、発達障害の中でも「アスペルガー症候（※3）」の配偶者との関係でそうなるとされてきました。

（※1）DSMとは、アメリカ精神医学会が出版している精神疾患の診断基準・診断分類です。正式名称は「精神疾患の診断・統計マニュアル（Diagnostic and Statistical Manual of Mental Disorders）」と言い、その頭文字を略してDSMと呼びます。

（※2）ブレインフォグとは、主に頭の中に霧やモヤがかかったように、ぼんやりとしてしまい、考えることや集中することが難しい状態になること。日常的な物事をしばらく思い出せなかったり、普段からやっていることが混乱してできないなどの症状が見られます。

（※3）アスペルガー症候群については、第2章（74ページ～）で詳しく解説します。

アメリカの「アスペルガー症候群の影響を受ける成人の家族の会」(FAAAS)が、1997年に「鏡症候群」として考えた概念が広まったと言われています。ただそのエビデンスは、少なくとも日本では明らかにはされていません。

その後「カサンドラ現象」、2003年には「カサンドラ情動障害」へと名称が変化し、最近では、「カサンドラ情動剥奪障害」「カサンドラ愛情剥奪症候群」と呼ばれることもありますが、「カサンドラ症候群」が一般的です。

医学界においても発達障害はこれから期待される研究領域ですので、それに伴ってカサンドラ症候群の科学的立証が進むと思われます。

そしてこの言葉は、最初はアスペルガー症候群のパートナーだけを対象にしていましたが、しだいに発達障害全体のパートナーにも用いられるようになります。最近ではパートナーのみならず、発達障害のある子どもや職場の同僚との関係にまで対象を広げていますし、カサンドラ症候群に陥る本人の中にも発達障害が疑われる人もいて、関係は複雑化しています。

このようにエビデンスや定義が整えられていないカサンドラ症候群ですが、冒頭の事例のように、**こうした症状や困り感を抱えている方は決して少なくありません。**

本書では、そうしたカサンドラ症候群に該当している、またはその可能性がある人を「カサンドラさん」と呼んで、話を進めていくことにしましょう。

周囲に理解されず、信じてもらえないからより苦しくなる

カサンドラさんがパートナーとの関係に耐えられず、周囲に悩みを打ち明けたときに「うちも似たようなもの」「夫婦なんてそんなもの」と諭（さと）されてしまう話をよく耳にします。

それもそのはず、誰にでも性格や能力、言動には凸凹がありますから、こうした困り感は一般的な夫婦関係でもあり得る話だからです。ただ、発達障害のあるパートナーはそれが極端なので、こちらへの影響も大きいということが周囲の人には伝わりにくいのです。

この「(心の痛みを)信じてもらえない」苦しみや悲しみは、カサンドラ症候群の顕著な特徴であり、名前の由来にもなっています。

ギリシア神話に、トロイアの王女カサンドラの話が登場します。

カサンドラは、その美しさから愛の神アポロンに見染められました。そして愛の見返りに、アポロンは「未来を予知する力」をカサンドラに与えます。

しかし、その力によってアポロンの気持ちが自分から遠のくことを察知したカサンドラは、彼の求愛を断ります。怒ったアポロンは「カサンドラの予言を誰も信じない呪い」をかけてしまう……というお話です。

「周囲に理解されない・信じてもらえない」という発達障害(当初はアスペルガー症候群)のある人のパートナーが抱えるこのような苦しみが、ギリシア神話のカサンドラの「誰にも信じてもらえない」苦しみと共通していることから、カサンドラ症候群と称されるようになったのです。

カサンドラ症候群になりやすい性格

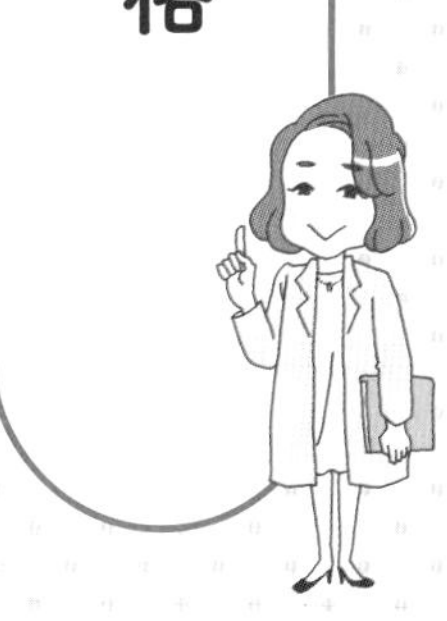

あなた自身の性格も関係しているのかも?

パートナーや家族が発達障害かもしれないと言われたとき、あるいはその診断が下りたとき、「あら、そうなんだ」と平然と受け止められる人はどれくらいいるでしょうか。

ほとんどの人が、まず驚いてオロオロします。将来への不安を訴える人もいるでしょう。

一方で自分の身に起きたことを現実的にとらえ、今後に向けてすぐに情報収集や相談するなど行動し始める人もいます。

それほど深刻にならずに、問題解決のため前向きに動き出す人と、いつまでも状況を変えられず、ネガティブな状態に留まる人の違いは、どこにあるのでしょうか。

カウンセリングやボランティアの支援活動をしているうちに、深刻なカサンドラ症候群に陥りやすい人には、いくつかの性格傾向があることに私は気づきました。

つまり、**カサンドラさんになりやすい性格がある**ということです。

性格というのは、下の図に示したような

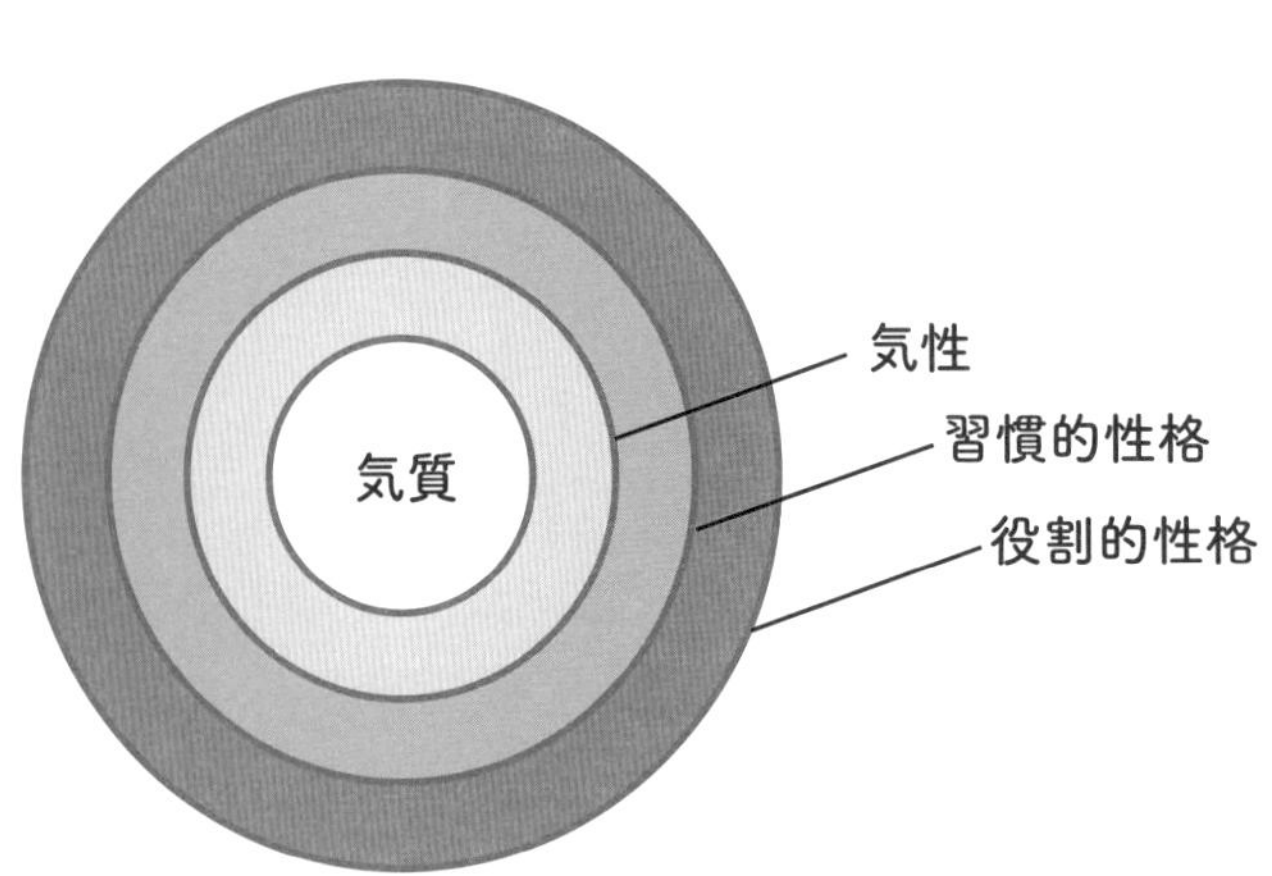

拙著『はじめての「自分で治す」こころの教科書』（Clover 出版）より

四重丸から成り立っています。

一番内側に「気質」という親から遺伝的に受け継いだ性格があります。

その一つ外側には、「気性」という幼少期のしつけやきょうだい順位を通じて形成された性格があります。

さらにその外側には、「習慣的性格」と呼ばれる小学校から高校くらいまでの集団生活を通してでき上がってきた性格があります。

そして一番外側には、就職先の企業風土や仕事の業務内容などから培ったものや、社会的役割（例えば職業的役割や職位の他、夫・妻や父親・母親など）で形成される「役割的性格」があります。

この四重丸モデルで外側にあればあるほど、その性格は変えやすいとも言われています。

この前提を踏まえた上で、カサンドラ症候群になりやすい人は、性格的に大きく次の5タイプにまとめられます。

①しっかり者の完璧型

長男長女に多いこのタイプは、性格が真面目で几帳面。完璧な状態を好みます。エネルギーにあふれていて、自分自身が逆境を努力で乗り越えてきたため、相手にも同じように〝生きる強さ〟を期待する傾向があります。

パートナーがぼ～っとしていると、さぼっているように見えてしまい、なぜ自分と同じようにできないのか、と不満を募らせます。

「絶対に」「どうして～してくれないの?」

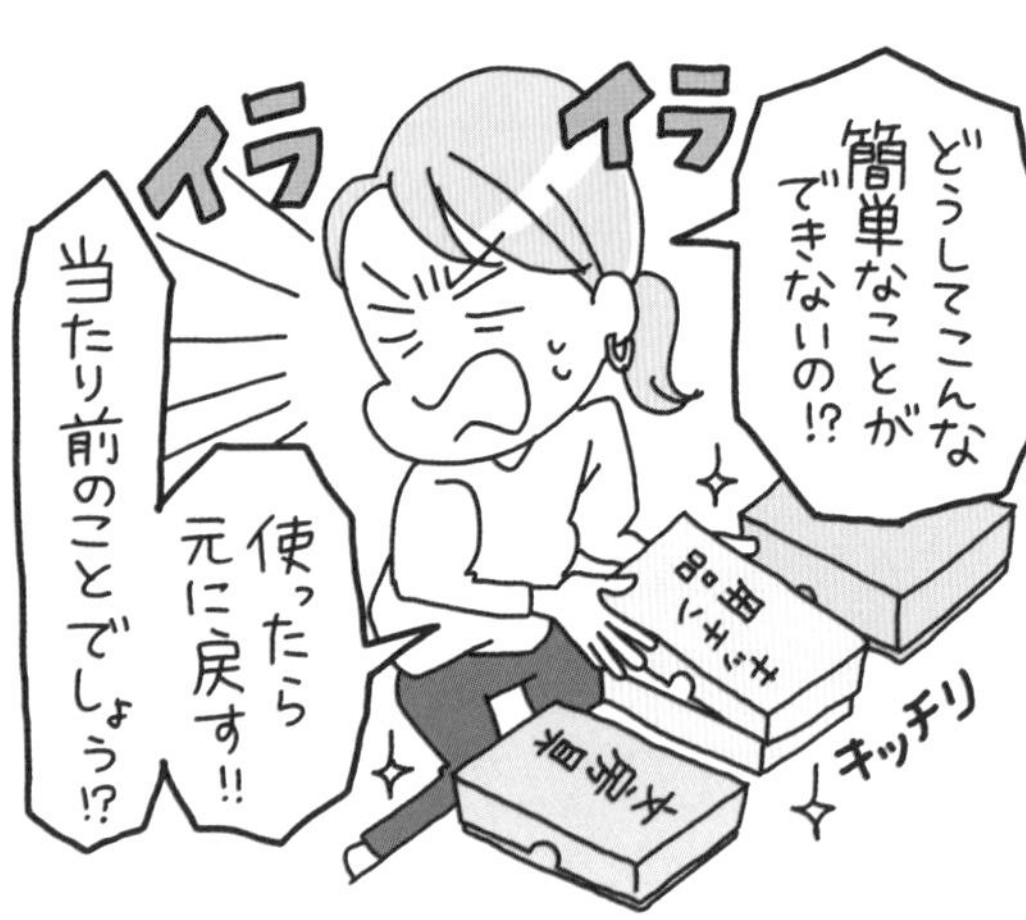
イラ
イラ
どうしてこんな簡単なことができないの!?
使ったら元に戻す!!
当たり前のことでしょう!?
キッチリ

「許せない！」「こうすべきでしょう？」を口ぐせにし、思ったようにならないイライラに苛(さいな)まれています。

誰かに頼ること、任せることが苦手で、他人に甘えてはいけないという思いがどこかにあります。いえ、頼る方法を知らないと言ったほうがよいのかもしれません。

②やさしくて面倒見のよい世話女房型

いつも家族の面倒を見ているこのタイプは、おとなしく目立つ行動を好みません。趣味は料理や裁縫など、自分だけで黙々と作業できるものが得意で、たまにカルチャースクールやクッキング教室で習うことを楽しみにしています。

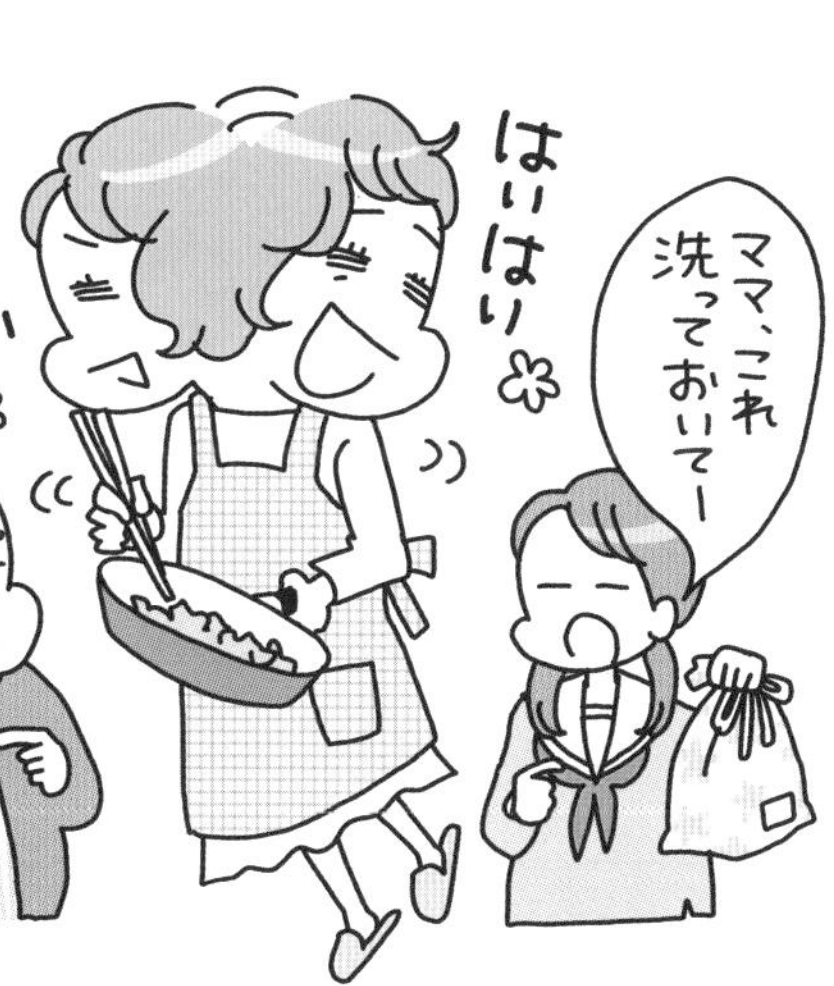
ママ、これ洗っておいてー
はいはい
はぁ〜い
ボタンつけといて

小さなことにも気を配るため、若いころは総務課や秘書室など、気配りを求められる部署で重宝された経験のある人もいます。

（女性の場合）子どもができると仕事を辞める人が多く、仕事を続ける場合にも家庭優先に行動します。

もともと面倒見がよいので家事は嫌いではありませんが、家族よりも先に「できていないこと」に気づくため、結局家事すべてを任されることになってしまいます。

経済力のなさから、離婚できずに悶々としている人も多いでしょう。

③普通を求めるモラル型

両親にとても愛されて育った人によく見かけるタイプです。経済的にも平均的、もしくはそれ以上の生活に慣れています。

基準は、自分が育てられてきた家庭の習慣であり、休日は家族で過ごすのが当然だと思っています。

「普通は～でしょう」が口ぐせで、枠から外れることをよしとしません。世間一般的なモラルや常識、マナーを大切にします。

プレゼントをもらった相手や状況をよく覚えていて、相手にしてもらったことはけっして忘れません。返礼をしないと気が済まないところがあるでしょう。

状況に対応して自己判断・自己決定をする「自我」が育っていないことが多く、素直ではあるけれどだまされやすい一面もあります。

想定外の出来事があると不安になりやすい〝世間知らず〟なお嬢さんタイプです。

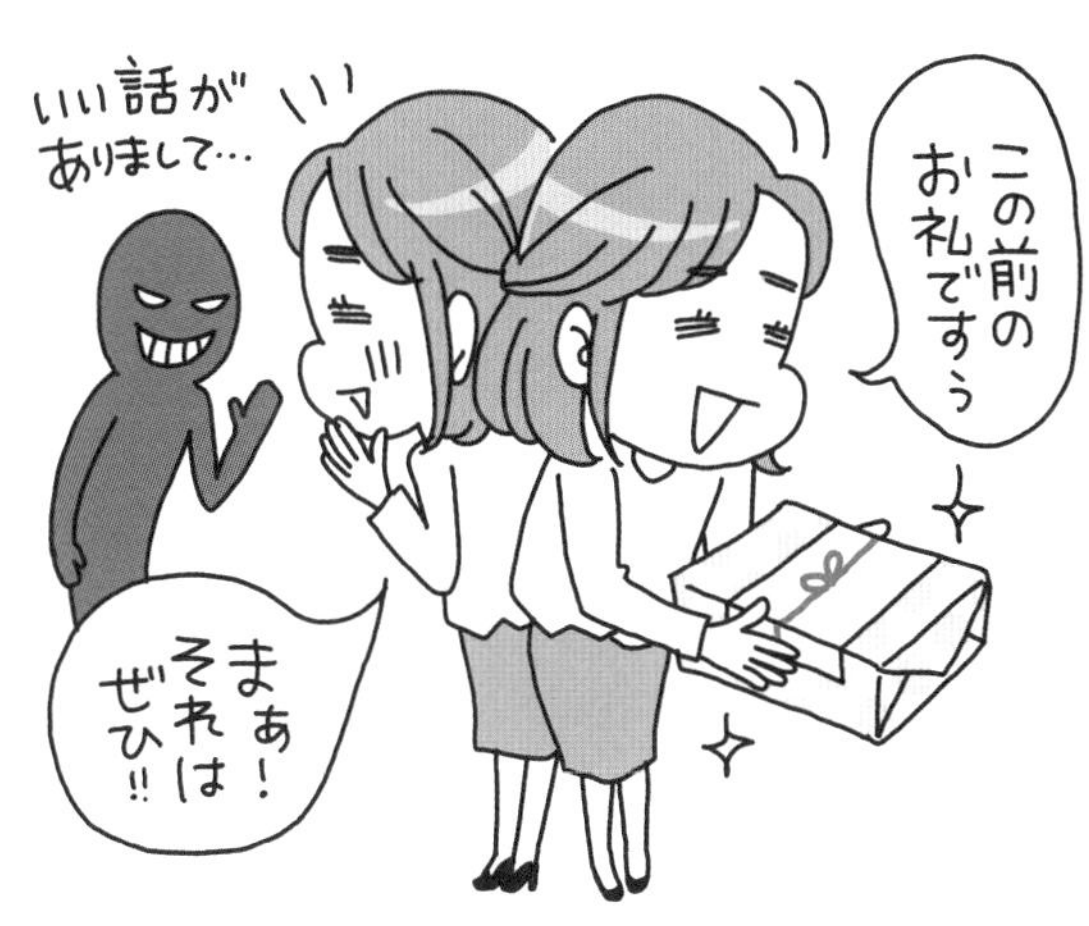
この前のお礼ですぅ
いい話がありまして…
まあ！それはぜひ!!

④自分勝手な自己愛型

いつも愛情飢餓の状態（愛着障害）にいます。自分を大切にして欲しいと願っています。

背景には、虐待やＤＶ、両親との関わりが少ない幼少期があります。

愛してもらいたい・大事にしてもらいたいという思いが言動に表われて、自分勝手なふるまいをすることがありますが、本人はそれに気がついていません。

自分の理想とする愛情をくれないパートナーには支配的な態度を取りがちで、恋愛の情熱期が過ぎると、金銭的・物質的な見返りを求める

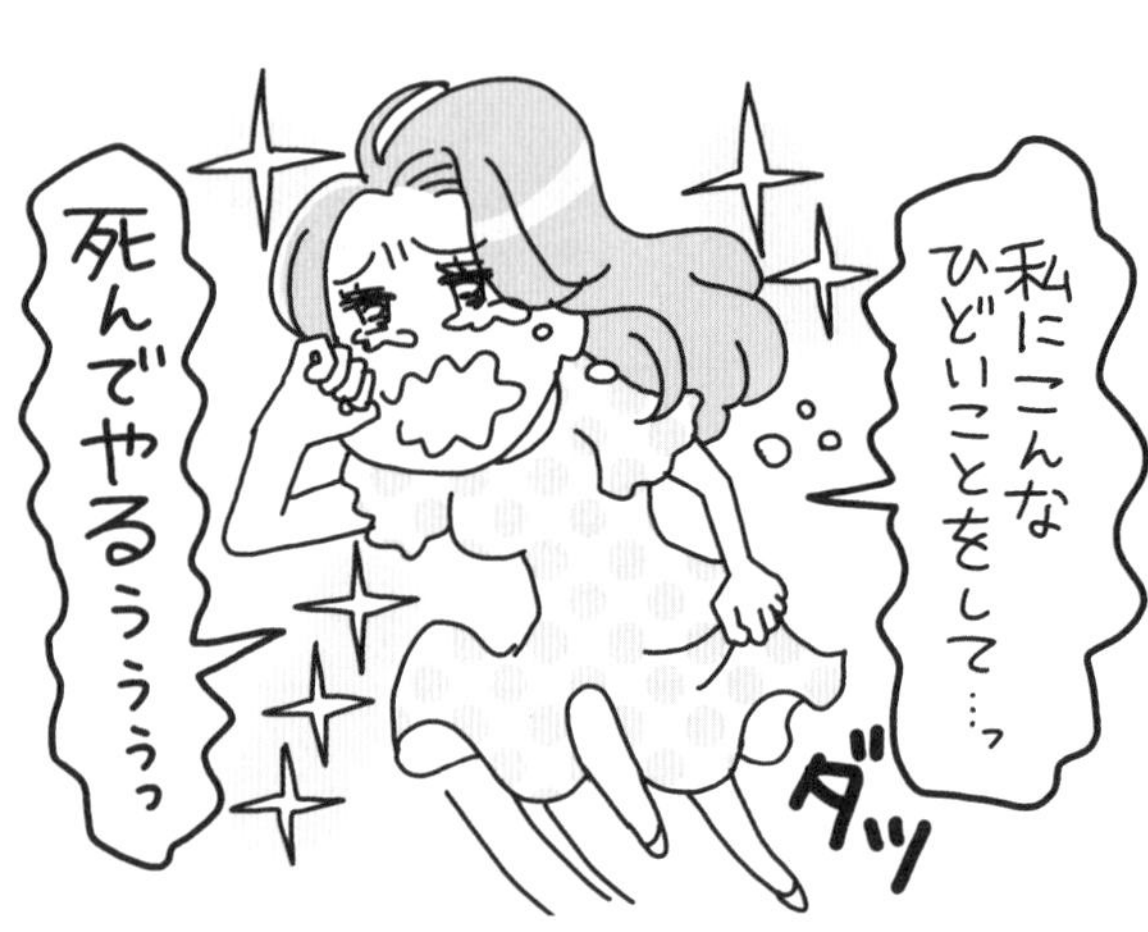
私にこんな
ひどいことをして…っ
ダッ
死んでやるううっ

ようになることもあります。

相手を許すことを好まず、一度でも浮気やギャンブルなどで被害を受けると、即離婚だと騒ぎ立てます。感情のコントロールや論理的に話すことが苦手で、相手を問い詰める激しさが目立ちます。自分のことを客観的だと言うものの、単に自分に有利な論理展開をしているにすぎません。

裏切られたと感じると、リストカットや狂言自殺、オーバードーズ、家出を繰り返すなど、やや演技的な行動が多く、自己愛性パーソナリティ障害と診断される人もいるでしょう。

⑤劣等感の強い内罰型

幼少期から、「変わっている」「何を考えているかわからない」「扱いづらい」と言われ、きょうだい間で比較されることの多かった人によく見受けられます。

他人にどう評価されるかが気になるため、相手の顔色をうかがうところがあります。

何かあると、すぐに自分のせいだととらえる傾向があり、相手から強く要求されるとつい従ってしまいます。

モラルハラスメントの被害者とよく似た特徴を示し、パートナーが黙っていると恐怖に怯え、冷淡で無関心な態度を取られると、「また」自分は何かやらかしたのかとビクビクします。心のどこかで見放されるのが怖いと思っています。

カサンドラ症候群だけでなく、うつ病や不安障害になる可能性も否めません。

私が怒らせちゃったのかな…
ビク
ビク
無視された!? きっと嫌われているんだっ!!

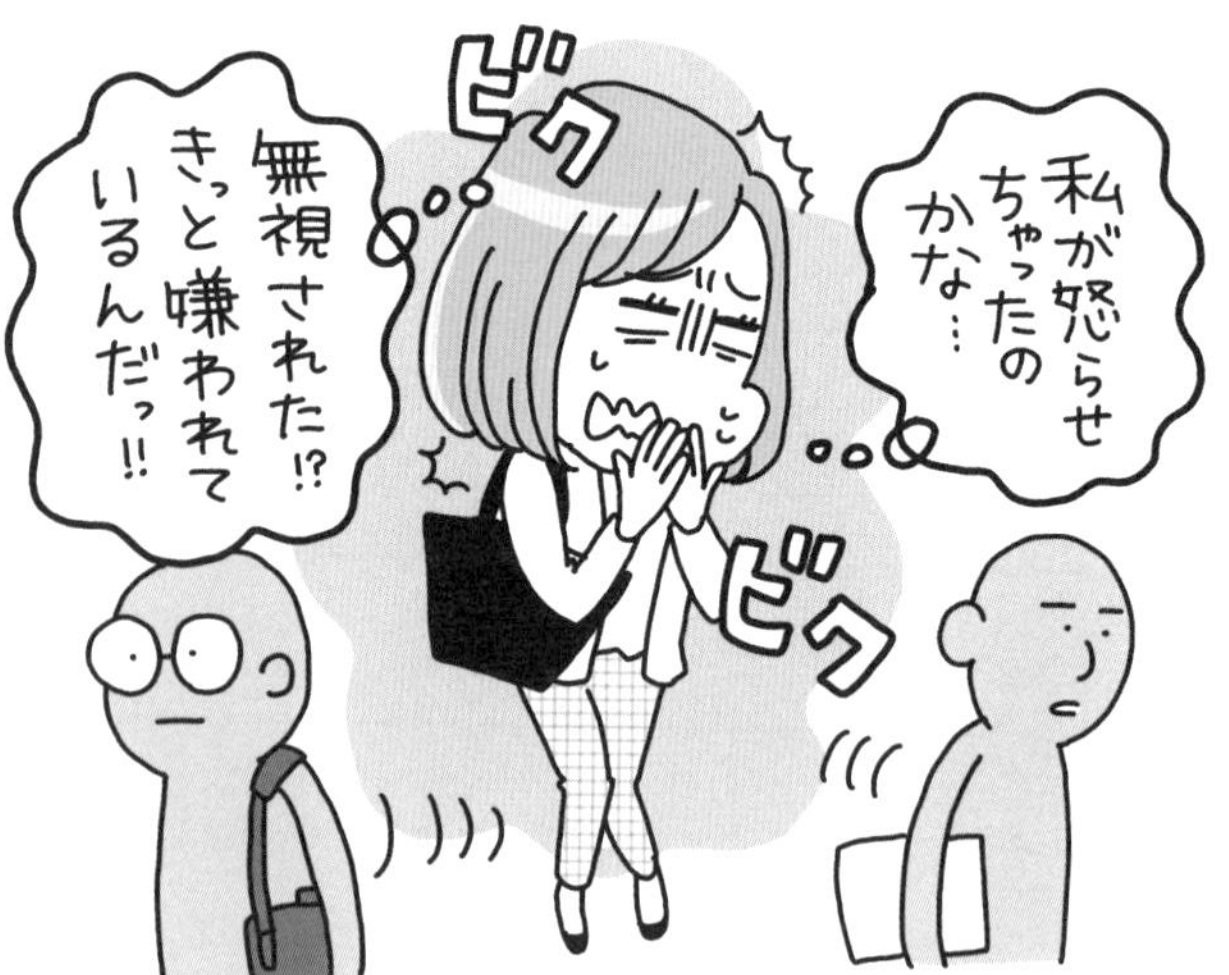

パートナーの特性だけに理由を求めないほうがいい

5タイプについて、カサンドラさんのあなたにも、やや思い当たるフシがありませんでしょうか。中には複数当てはまる！　という人もいます。

カサンドラ症候群は、パートナーの発達障害だけが原因だと語られますが、**カサンドラさんの苦悩や葛藤を引き起こすもう一つの要因は、カサンドラさん自身の性格傾向にあります**。今後、パートナーとの関係改善に挑もうと思う人は、自己の内面と向き合って感情のコントロールや価値観を見直すことが大切でしょう。

人生は、ストレスフルな出来事の連続です。「①しっかり者の完璧型」の人は、あなたができるほど周りはできないことを肝に銘じましょう。「理想通りにならない」からスタートして、そうとしかできない状況や相手を、いえ、もしかすると自分自身をも許すことが課題となります。

「②やさしくて面倒見のよい世話女房型」は、自分から状況を変えないという意味では「依存性の強いタイプ」とも言えるでしょう。〝そこ（慣れた空間・状況）〟に留まるほうが自分を変えずに済むため、傷つかないのです。

でも、ため息をつくことが増えていませんか？　そのうちどうにかなるだろうという甘えは捨てて、あなた自身も行動を変える努力をしていきましょう。

例えば、仕事や趣味で外に出るようにすると、家族が家事を分担してくれるかもしれません。そうやって、周りを自立させていくのもあなたの役割なのです。

そして「③普通を求めるモラル型」は、「対人過敏」の傾向があります。自分が周りからどう思われているのかが気になり、他人から嫌われたくないので、つい誰にでもいい顔をしてしまうところがあります。

「自分は自分、これでいい」と自信をもってもよいのに、周囲の価値観に迎合する相対的な生き方になっているかもしれません。

最後は、「④自分勝手な自己愛型」と「⑤劣等感の強い内罰型」です。いずれも「自己否定に陥りやすい人」。実は、専門的に言えばもともとこの二つは同じ類型なのです。ただ表面化したときの行動によって二つに分かれたものと考えてください。

この二つのタイプは、理想像という名前の「おばけ」を心にもちます。すべての人に好かれる人はいません。どんな場合でも冷静沈着に対応できる人はいません。それなのに、あり得ない理想像と自分を比べて、いつも「私はダメな人間」と自らを責め続けています。

あっという間の人生ですから、自己満足でよいのです。「普通」や「世間」、「みんな」を意識せず過ごしましょう。トラブルを抱え込む必要がなくなります。

カサンドラ症候群になりやすい性格傾向は、認知とあなたの行動パターン、そして感情の表現の仕方が、少し歪んでいます。気持ちに余裕がないときほど、足りないものばかりが目につく「減点主義」になってしまいます。それよりも、**ともに過ごすパートナーや家族のよいところを数えられる「加点主義」を心がけましょう。**

愚痴・不満よりも笑顔を。相手を〝変えよう〟とする前に、あなた自身の特性にも目を向けることで新たな視点を得られるでしょう。

発達障害以外の特性や疾患が原因になることも

なお、こうした性格タイプの他に、カサンドラさん自身も定型発達ではない場合や、愛着障害やパーソナリティ障害、アダルトチルドレン、HSP傾向があるかどうかも、**パートナーとの関係に影響を及ぼしている要因となることがあります。**

このような場合には、改善までに通常よりも時間がかかったり、専門家への相談が必要になることもあります。

この場合、専門家はそれぞれの特性や疾患に精通し、カサンドラ症候群だけではなくトータルに夫婦関係や家族の問題を解決に導くことのできるエキスパートを選ぶことが重要です。

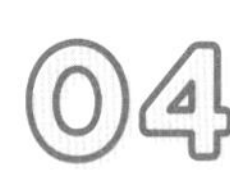

カサンドラ症候群の発生から卒業までの経過を知る

カサンドラ症候群からの回復プロセス9段階

ここからは、最初はパートナーの言動に課題や困り感を感じていなかったカサンドラさんが、どのようなプロセスを経てカサンドラ症候群になっていくのか、そしてそこからどう立ち直っていくのかを概観していきましょう。

次に掲げる「**カサンドラ症候群からの回復プロセス9段階**」は、カウンセリングや支援活動を通して接してきた事例をもとに、私が組み立てたものです（2021年、臨床発達障害研究会にて発表）。

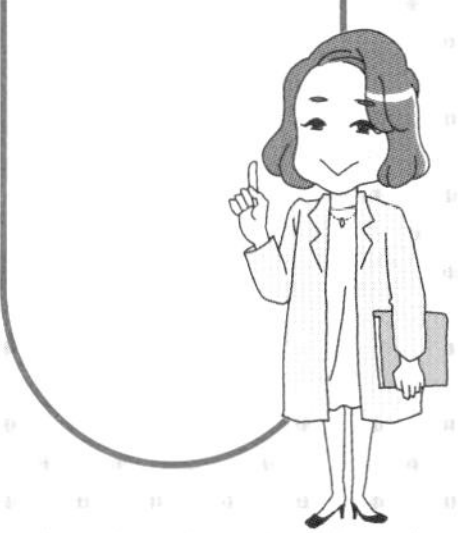

カサンドラさんの状況により順番が逆になったり一つのステージに留まる時間が長くなるケースもありますが、読者であるあなたの参考になるのではないかと思います。

Dさんの恋愛を、例に取り上げて解説していきます。

ステージ❶ハネムーン期
ステージ❷衝突期
ステージ❸豹変期
ステージ❹くれない期
ステージ❺コンフリクト・ディストレス（迷いながら思い悩む）期
ステージ❻気づき（アウェアネス）期
ステージ❼リサーチ期
ステージ❽回復期
ステージ❾選択・決断期

ステージ❶ ハネムーン期

Dさん（20代）の交際相手は、何事にも積極的に行動するリーダーシップがあふれる男性です。周囲からも頼りがいがあると思われているようでした。Dさんは、そんな彼に少しずつ惹かれていきました。

ただ、いつも彼の周りには女性が大勢いるため、自分なんて相手にしてくれないだろうと考えていました。グループでキャンプに行ったりお酒を飲んだりする機会はありましたが、それほど話すこともなく関係は進展しませんでした。

そんな折、何人かでお花見をすることになりました。偶然、彼が隣に座った席で、Dさんはお弁当のおかずを取り分けて甲斐甲斐しく世話をしました。彼はそんな彼女を「家庭的な人だ」と感じて、好意を示してきました。そうして連絡先を交換し、ときどき会うようになりました。

この時点ではDさんにはまったくわかりませんでしたが、彼はステップファミリー

（子どもと一緒に同居や結婚をする新しい家族形態）として育ち、長男という役割を必死に務め、愛情に飢えていた部分があったと思われます。だから、彼はDさんの家庭的な雰囲気に惹かれたのでしょう。

ステージ❷ 衝突期

彼から交際を申し込まれたとき、ずっとあこがれていた相手でしたからDさんは跳び上がらんばかりに喜びました。映画や音楽のコンサートへ行ったり、家でパーティを開いたりしながら、しばらくの間は楽しい日々が続きました。

でも付き合い始めてからも、彼が他の女性と食事へ行っているようだと噂が耳に入りましたし、連れ立ってレストランに入るところを見かけたことも何度かありました。彼に聞くと、彼女たちは友だちだと言うものの、何となく腑に落ちません。とうとうがまんができなくなり、彼を問い詰めてしまいました。

すると、突然驚くくらいの大声で彼が怒鳴ったため、恐ろしくなりました。

バタンと大きな音を立てながらドアを閉め、彼が部屋を出ていくと、Dさんは身体中の力が抜け、泣き崩れたのでした。

ステージ❸ 豹変期

次の日から、彼の態度は豹変しました。会ってもほとんど口をきかなくなり、挨拶もしません。メールやラインはこちらから出さない限り、彼からくることはありません。メールを出しても事務的なひと言が返ってくるだけです。

Dさんは、なぜこんなことになったのか訳がわからず、自分は彼にどんなひどいことをしてしまったのだろう、何をしたから彼にこのような態度を取られなくてはいけないのだろう、と不思議に思いました。そして、それまでの楽しい生活から、急に地獄に放り出されたような気持ちになり、ふさぎ込んでしまいました。

仕事で会うときには、以前と変わらぬ態度で接してくるので、二重人格？　とさえ思います。

ステージ❹くれない期→ステージ❺コンフリクト・ディストレス（迷いながら思い悩む）期へ

ある日の朝、Dさんはベッドから起き上がることができなくなり、会社を休職することになりました。

しばらくの間、実家に戻って養生しましたが、元気の出ない毎日を過ごしていました。母親は「蜂に刺されたと思って、もうあきらめなさい」と言うのですが、そんな簡単に忘れることなどできません。彼は「理想の人」と思うくらいに、それまでの時間が楽しいものだったからです。

いつまでも好きでいたい一方で、彼の豹変ぶりを思い出すと怖ろしくなり、心臓の鼓動が高まります。頭の中に、たまに白い霧がかかったような感じがしました。もやもやした葛藤を繰り返しているうちに、夜も眠れなくなりました。

とうとう心療内科へ行き、睡眠導入剤と抗不安薬を処方してもらいました。

ステージ❻ 気づき（アウェアネス）期と
ステージ❼ リサーチ期

ある日のこと、Dさんは偶然にもインターネットで「カサンドラ症候群」という言葉を知ります。それから発達障害やカサンドラ症候群について必死に調べました。

自分らしく振る舞えないという感覚が強く、なぜこうなったのかと思うと涙が出てきました。その状態も、カサンドラ症候群の一つの症状であることがわかりました。

今まで感じていた彼への違和感は、脳のしくみが自分と異なるからだと気づくと、何となくホッとしました。彼の取ったDさんへの態度が発達障害の特性によるものであれば、自分がその特性を理解しようとすればよいのだし、対応方法はあるはずだと思ったからです。

彼の過去の人生は、さぞや生きづらかったであろうと想像すると、何となくかわいそうにも思えてきました。もう一度、彼に会ってみよう、そして、できればヨリを戻したいと心に決めると、気持ちがすっきりしたのです。

ステージ❽回復期→ステージ❾選択・決断期へ

彼と再び交際を始めたDさんは、両親の許可をもらい同棲をスタートさせます。親の愛情に飢えている彼のために、家事を完璧にこなして、温かい家庭をつくろうと一生懸命でした。

でも、そう簡単に思い通りにはいきません。発達障害について書かれた本を読むと、彼はASD（自閉症・自閉スペクトラム症）の「積極奇異型」に該当するように思えました。いろいろな世界に興味があるため、交友関係やネットワークを広げるのですが、衝動性を抑え切れずに多くの場合、仲間とケンカ別れをしていきます。

また、その場の雰囲気を読まずにきつい言葉を発することがあるため、Dさんが両者を取りもつ機会が増えましたが、しまいには「お前は黙っていろ！」と殴られてしまいました。さすがに暴力はイヤだと思いました。

でも、彼は次の日には何事もなかったように「おはよう！」と起きてきて、「朝ごはん、まだ？」と尋ねるのです。そんな彼に呆れ、なぜ私の気持ちをまったく無視して自分勝手に行動するのだろう、このまま私は一生、彼の後始末をすることになるの？　という葛藤が生まれました。

がまんの限界がきたのは、カフェで食事をしているときでした。二人の将来について語り合っている最中に、子どもはいらないと彼に言われ、Dさんは涙ぐみました。そのとき、「泣くな！」と強い口調で彼が叫びました。「俺は、感情的になって泣くやつが大嫌いなんだ、泣くぐらいならこの場からとっとと消えろ！」と言ったのです。信じられない気持ちで彼の横顔を見ると、口もとがぶるぶると震えています。感情的になっているのは彼のほうだ、そしてそれを抑えようとしているこの人は、気が狂ったように見える、と妙に冷静になりました。

次の日、Dさんは彼と距離を置こうと、ひとまず実家へ戻りました。両親やきょうだいと話をする中で、特性を承知してはいても、彼の人生をまるごと受け止めるのはとても大変なことだと気づきました。愛情だけでは夫婦はやっていけない、と思ったからです。

Dさんがいなくなるや否や、彼がすぐに他の女性を家に入れた、という話を友だちが教えてくれました。Dさんの気持ちを思いやりもせず、自分の気持ちをすぐに切り替える彼らしい行動だと思いました。

そして、彼がDさんにイヤなことを言われたり、されたりしたことをしつこく覚えていて、過去に遡(さかのぼ)ってDさんを責めていたことを思い出しました。

あの人と結婚したら、一生私がサポートしなくてはいけない。

では、そんな私を誰が支えてくれるの？　結婚って何？　とDさんは悩みました。

インターネットを見ても、カサンドラ症候群になったことのある人はほとんどが離婚していて、幸せそうには見えません。

今回の恋愛で経験したことはとりあえず社会勉強にはなったし、正義感が強く、まっすぐに人と向き合う彼の姿勢は悪くないとも思っています。

でも迷った結果、Dさんが最後に決断したのは彼とのお別れでした。「まだ私は、自分の未来への可能性を捨てたくないのです。ただ、これからも彼を理解している友人の一人として、仲よくはしていきたいです」と語っていたのが印象的でした。

どんな選択をするかはあなた次第

以上が、発達障害のある人との出会いから、カサンドラ症候群という状態を経て、人生の決断をしながら生きるDさんのプロセスでした。

これを読んでくださっているあなたは、今どのステージにいるのでしょうか。

2000年よりも前の時代は、まだ発達障害という概念が定着していなかったため、パートナーが発達障害だとわからず五里霧中、葛藤を繰り返しながら忍耐強く生きるカサンドラさんがたくさんいました。ステージ❹❺のように、「どうして〜してくれないのだろう」という思いと闘いながら、はっきりとした答えは得られず、もやもやとした気持ちを抱えたまま関係を続ける、という人が多かったのではないでしょうか。

しかし、現代ではちょっと調べれば情報を得ることができます。ステージ❻❼のように発達障害についてリサーチして、今後どうするかという決断をするタイミングが早くなっている気がします。

ステージ❶から❾にかけてのDさんの感情の変化を下の図に示しておきますので、こちらも参考にしてください。

なお、事例のDさんは離別を選びましたが、もちろん**関係の再構築を選ぶこともできます**。

このとき、離別にしろ関係の再構築にしろ、こちらのほうがよい選択だ、と他人が言い切れるものなどありません。選択にあたっては、**あなた自身がベストだと思えるものを選びましょう**。

そして、それぞれが選択した道をどう充実させて生きていくのかを大切にして、その後の人生においても幸せを手に入れて欲しいと願っています。

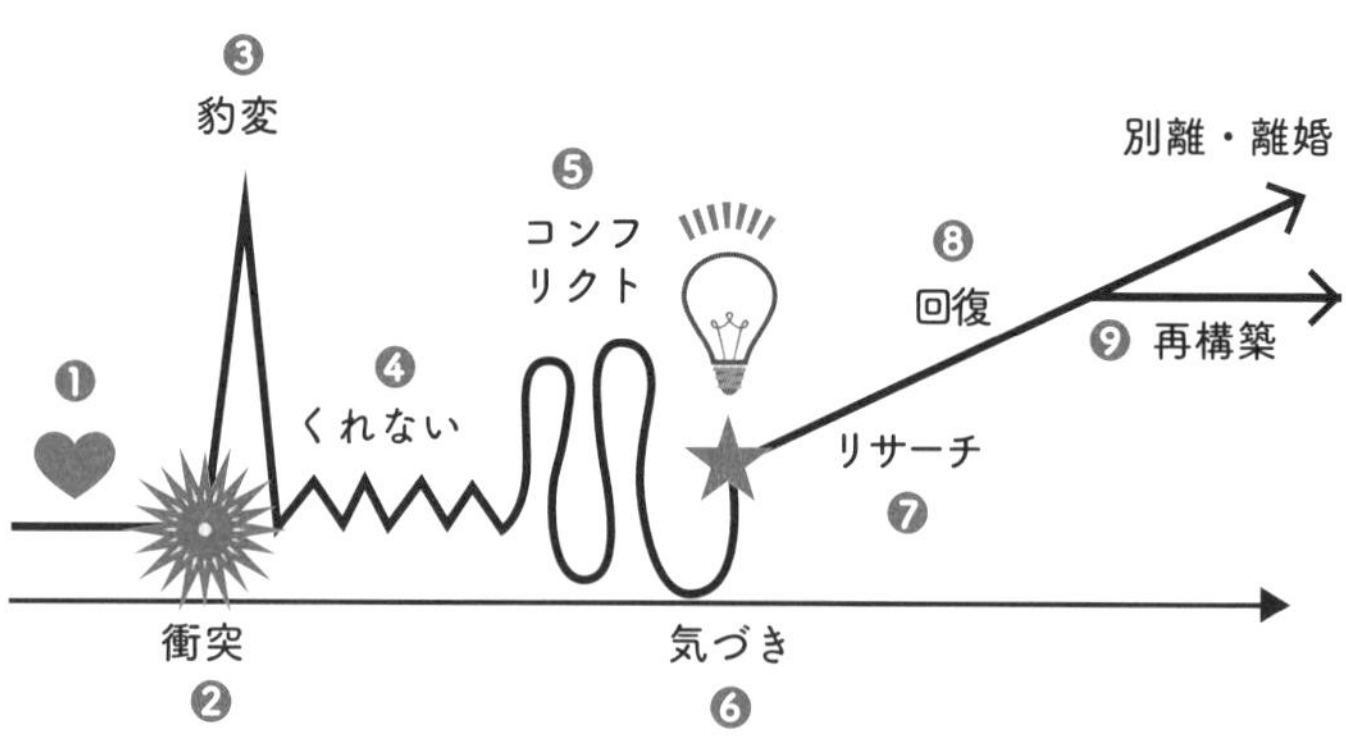

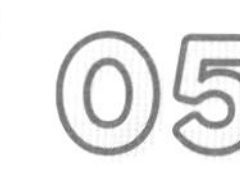

カサンドラさんだって幸せになれる！

共通点は「理解」と「自立」

この章ではここまで、カサンドラさんの特徴や困り事、経過などの概観と、カサンドラ症候群に陥った人の背景について見てきました。

恋愛や結婚のパートナーに発達障害の特性があるとわかるまでは、カサンドラさんはかなり苦しみます。原因が何かがはっきりしない状態では、どう対応してよいのかわからない恐怖と不安につきまとわれるからです。

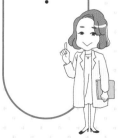

しかし、パートナーが発達障害であると気づいてからは、その変化には著しいもの

があります。一般的なカウンセリングよりも短期間で結論を出し、卒業していかれる人もたくさんいます。**カサンドラさんであっても、現在の望ましくない状況への正しい対応を実践していけば、幸せになる可能性は十分にある**のです！

ただ、中には長いことカサンドラ状態から抜け出せないケースもあります。前々項で述べたように、成育歴や育った環境によって形成された性格傾向等が関係しています。

先に紹介した5タイプが自分に当てはまると感じた人は、まず自分を振り返り人生の「棚卸し」をする必要があるでしょう。

「棚卸し」とは、友人やその他の人間関係、そして恋愛・結婚、職場でたびたび起きる問題をそのままにして置かずに、問題の原因は何か、どうすれば解決できるのかを考えることです。そして、その関係があなたにどのくらい必要か、必要ではないかを整理することでしょう。仮に今回のカサンドラ症候群をうまく解決できたとしても、状況や相手が代わるだけの話であり、同じトラブルを繰り返す恐れがあるからです。

私はそれを「不幸ぐせ」と呼んでいます。

「幸せになりたい」という言葉をカサンドラさんからよく聞きます。

そもそも、あなたは「幸せ」とはどんなことを言うのだと思いますか。

私はカサンドラさんたちに、こう話します。

「幸せが目標になっているうちは手に入らない。足もとにあるごく当たり前の出来事にありがたみを感じていれば、いつのまにか幸せになっているよね」

発達障害のある人と暮らす家族やパートナーを支援していると、愚痴や不満などネガティブな感情を聞く機会が数多くあります。人間ですから、たまにはしんどくなることもありますよね。

だからと言って、カサンドラさんが不幸せな人ばかりかと言うと、そうでもないのです。夫が発達障害（グレーゾーン？）かもしれない我が家を含めて、楽しく生活している家庭はたくさんあります。その共通点として、次のようなことが挙げられます。

❶家族が発達障害の特性を十分に理解して対応している。
❷家族自身の気持ちに余裕がある。
❸❷のために、特性や失敗を笑い飛ばすことができる。
❹発達障害者の優れた面を大切にしている。
❺家族がそれぞれ自立（経済的、精神的、社会的等）**していて、ほどよい距離感がある。**

そう、**カサンドラ症候群においての重要なキーワードは、「理解」と「自立」です。**

これらがなされていない場合、症状が改善されないまま、ずるずるとつらい状況が続くことになります。

特性をサポートする大変さを横に置けば、パートナーに発達障害があることが判明して以降、いつまで経っても結論を出せずに同じところに留まるのは、むしろカサンドラさん自身に課題が取り残されている、とも言えるかもしれません。

当たり前を捨てればパートナーとの関係性は改善する

最近ではアスペルガー症候群（自閉症・自閉スペクトラム症の一部）（※4）を「アスペ」という略語で表現して、差別的に使う人が増えています。すぐにそうだと決めつけて排除するような態度を見ると悲しくなります。

能力的にできないことも、その相手の一部であると受け止め、人間としての尊厳をもっと大切に扱いたいものです。

尊厳を大切にするとは何か、それは実に簡単なことです。何かしてもらったら「ありがとう」と感謝の気持ちを伝える、バカにした態度を取らない、無視しない、といった人間関係の基本的なルールです。

「できて（してもらって）当たり前」という〝普通〟を捨てれば、関係性はみるみるうち

（※4）アスペルガー症候群や自閉症・自閉スペクトラム症については、第2章（74ページ～）で詳しく解説します。

に改善します。

その一方で、「いや、こちらはそれをやっています！　そのルールを守っていないのは、むしろ発達障害のあるパートナーのほうです！」という声も聞こえてきそうです。

本当に……そう。実際に、相手を見下す発言をしたり、暴言を吐くなどのモラハラ行為や、ストーキング等を働く発達障害の人がたくさんいます。

そんな被害にあっているカサンドラさんから相談を受けるたびに、「早く安全なところへ避難して！」と叫んでしまいます。いくら「そうとしかできない彼らを受け止めよ！」と言われても、**あなたの命が脅かされそうになるくらいなら、即刻逃げなくてはなりません**。

強い衝動性を抑えられない障害を抱えている場合もありますので、パートナーと付き合っていく場合は、誰にどの程度の衝動性が向かうかに注意を払いながら生活をともにすることになります。

そして、こうした障害特性以外の部分については、**パートナーの優れた能力や純粋さをほめて認めること。その上で対応方法としての「スルー」や「放置」を活用して付き合っていくことで、長く幸せな結婚生活を送ることも可能になる、**ということを強調したいと思います。

具体的な「スルー」や「放置」の方法については、第4章で詳述します。

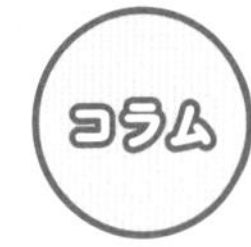

カサンドラさんに「HSP」が急増中？

最近、なぜかカサンドラさんの中に自分を「HSP」と宣言する人が増加しています。

HSP（Highly Sensitive Person）は、「とても感受性が強く、敏感な気質傾向のある人」と訳されます。環境や性格など後天的に形成されるものではなく、先天的に生まれもつとされる特性です。統計的には人口の15〜20%（五人に一人）が該当すると言われています。

HSPもカサンドラ症候群同様、医学用語ではありません。

アメリカの心理学者エレイン・N・アーロン博士が1996年に提唱した概念で、その著書『HSP in LOVE』（『ひといちばい敏感なあなたが人を愛するとき―HSP気質と恋愛―』青春出版社）は世界15か国で販売され、全米でベストセラーになりました。

HSPの人は視覚や聴覚などの感覚が敏感で、小さなことをくよくよと思い悩むところがあります。またいつまでも思いを引きずってしまい、他者の言動でたいしたことではないと見られがちなことにも反応して、傷ついてしまいます。発達障害と同じように「生きづらさ」を抱えて生きています。

ＨＳＰと似たような行動をする人は他にもいて、「①後天的に形成された内向的性格の人」「②〝毒親〟と呼ばれるような虐待を繰り返す家庭に育った人（アダルトチルドレン）」「③機能不全家庭に育った人」などに見られます。

そして発達障害のあるパートナーと暮らすうちにも、そうなる可能性があると私は考えています。だって、はっきりと本心を言わないパートナーや、何かがあるとすぐにキレる人の場合、こちらが相手の行動を推測して気を回すようになりますから。

その結果、パートナーのちょっとした大声や気配にビクつくようになり、自分をＨＳＰだと思い込むのかもしれません。

どうしても自分がそうなのかどうかをはっきりさせたい人は、ＨＳＰに詳しい医療機関を受診してみるのも一つの方法でしょう。

ただ、中には「あの人、自分がＨＳＰだと名乗っているだけじゃない？」と周囲に批判されるケースもありました。

2020年から急に本やメディアで取り上げられるようになり、インターネットでの検索数が増加したHSP（参考文献：『HSPブームの功罪を問う』飯村周平・著／岩波ブックレット1074）。発達障害のADHDにも似た特性があります。もしかすると自分はHSPかもしれない、と思ったときにはすぐにそう決めつけず、他の要因にも目を向けて欲しいと思います。

HSPが他と区別されにくい背景には、医学や心理学など領域をまたいで研究されていることや、研究され始めてから歴史が浅く論文が少ないことが一因としてあります。

加えてHSPの中には、積極的で社交的な印象の人であっても、実は繊細で傷つきやすい、とされる種類もあり、より複雑化しています。

いずれにせよ、HSP（らしき人）の生きづらさを解消するためには、HSPかどうか深刻に悩むよりも、困り感を一つずつ具体的に分析して、自分なりの対応方法を見つけることが先決でしょう。

第2章

パートナーのことを知りましょう

自分が置かれている状況について理解できたら、
次はパートナーについても学びましょう。
発達障害やそのグレーゾーン、関係する症状などを
詳しく知ることで、関係改善の糸口が
見えてくるでしょう。

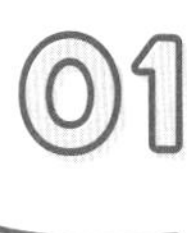

同じ「発達障害」でも個人差が大きい

本書を手にとっていただいている方の多くは、自分を困らせているパートナーは発達障害なのではないか、と不安を抱いていることでしょう。中には、すでにそうした診断を受けているパートナーもいるかもしれません。

ただ、この「発達障害」という言葉、最近では簡単に使われることも多くなっています。一方でなんとなく聞いたことはあるけれど、詳しいことまではよくわからない……というカサンドラさんも少なくありません。

少し専門的になりますが、この章では発達障害とはどんな状態を言うのか、詳しく解説していきます。医療機関を受診して診断を受けたほうがよいのかどうかという問題も、個人の状況によって大きく異なります。

〝知る〟ことからスタートしましょう！

代表的な四つの発達障害

発達障害とは、**生まれつき脳機能に偏りがあるために、コミュニケーションや対人関係を苦手としたり、片づけを苦手とするなど、生活する上でさまざまな困難を抱える障害**のことを言います。

次の四つの代表的な種類を説明していきます。

- **自閉症・自閉スペクトラム症**（ASD：Autism Spectrum Disorder）→（74ページ）
- **注意欠如多動症**（ADHD：Attention-Deficit Hyperactivity Disorder）→（79ページ）
- **限局性学習症**（SLD：Specific Learning Disorder）→（87ページ）
- **発達性協調運動障害**（DCD：Developmental Coordination Disorder）→（94ページ）

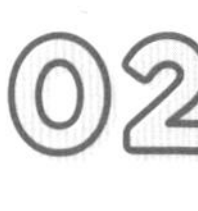

［発達障害の種類①］自閉症・自閉スペクトラム症

こだわりが強くコミュニケーションが苦手

まずはＡＳＤ（自閉症・自閉スペクトラム症）から見ていきます。ＡＳＤは、大きく「**知的障害を伴う自閉症**」と「**知的障害を伴わない自閉症**」に二分されます。

このうち、カサンドラさんに関係するのは後者でしょう。

知的障害を伴わない自閉症は、以前は「**アスペルガー症候群**」とも呼ばれていました。学業成績や生活態度などは比較的良好で問題が目立たないことから、10代のころは自分自身でも障害に気づかず、そのまま大人になる人が多いと言われています。

そういう場合、社会に出てから「なぜ、自分は他の人と同じようにできないのだろう」「人間関係がいつもうまくいかない」といった悩みを抱えやすくなります。**コミュニケーションや生活上の困難さを感じることが多く**、次の三つが代表的な特性となります。

●対人関係における相互的反応の障害

言葉・視線・表情・身振りなどを用いて相互的にやり取りをすることや、自分の気持ちを表現して相手に伝えること、相手の心情を表情や言葉のニュアンスから読み取ること、場の雰囲気を読むことなどが苦手です。

●同一性へのこだわり

特定の物事に対して関心やこだわりが強い、反復的で機械的な言動がある、状況に応じて融通をきかせたり柔軟な対応をすることが難しい、といった特徴があります。

●感覚の過敏さ、もしくは鈍麻

五感のうち一つ以上の感覚において、極端に敏感か、逆に鈍いところが見られます。

ASDの有病率は人口全体の約3%と言われていますから、小学校の30人教室ならおおよそ一人は該当することになります。

また、その8~9割には発達障害の併存が見られます（弘前大学調べ：88・3%）。つまり**ASD以外にも、別の発達障害の特性を有している場合が多いのです**。

その他の症状の併存率は、ADHD（注意欠如多動症）が50・6%、発達性協調運動症（DCD）が63・2%と多く、ほかに知的発達症36・8%、境界知能20・7%という調査結果が出ています（同じく弘前大学調べ）。

具体的な行動特性をチェックリストにして掲載しましたので、あなたのパートナーに該当するものをチェックしてみてください。

チェックが多くついた項目が、あなたのパートナーに顕著な「特性」となります。

ASD（自閉症・自閉スペクトラム症）のチェックリスト

Ⅰ　他人とのかかわり

□ 他人と目を合わせられない
□ 状況を読み取って行動することができない
□ 自分がわかっていることは相手もわかっていると思っている
□ 一人でいるのが好き
□ 相手に合わせて行動することができない
□ 家事と育児は言われないとやらない
□ 約束を忘れることがある
□ 夫・妻らしさ、父親・母親らしさがない
□ パートナーの服装や髪型の変化に気づかない
□ 常に自分の都合や予定を優先する

Ⅱ　日常生活

□ 物の収集癖がある
□ 好きなことだけに集中してしまう
□ 順番や数字にこだわる
□ 趣味の物を衝動買いしたり、同じ物を買ったりする
□ 優先順位をつけられない
□ 自分が決めたルールやマニュアル通りでないと行動できない
□ 同じ時間に同じことをしないと気が済まない

- □ 予定が変わったり行動が妨げられたりすると混乱する
- □ あれもこれも一度にいろんなことをしようとするが、できない
- □ 思い通りにならないと怒り出したりパニックを起こしたりする
- □ 何度注意しても同じことをする

III　コミュニケーション

- □ こちらの気持ちを汲み取ってくれない
- □ 困っていても心配すらしてくれない
- □ 例え話や冗談を理解するのが難しい
- □ パートナーが感情的になるとフリーズしてしまう
- □ パートナーや子どもの失敗をしつこく怒る
- □ 一方的に話し続ける
- □ 誰に対してでも敬語を使って話す
- □ 余計なことを言って怒らせる
- □ きついひと言がある
- □ すぐに白黒つけたがる
- □ 会話のキャッチボールが苦手
- □ その場で言ってはいけないことを言う
- □ 思っていることを伝えようとしても、適する言葉が見つからない

［発達障害の種類②］注意欠如・多動症

うっかりしていたり、じっとしていられなかったり

発達障害の二つ目の分類がＡＤＨＤ（注意欠如・多動症）です。ＡＤＨＤは、さらに次の三種類に分類されます。

●不注意優勢型

不注意が目立ち、多動性や衝動性は目立たないタイプのＡＤＨＤです。例えば、目の前の活動に集中できない・気が散りやすい・物をなくしやすい・順序

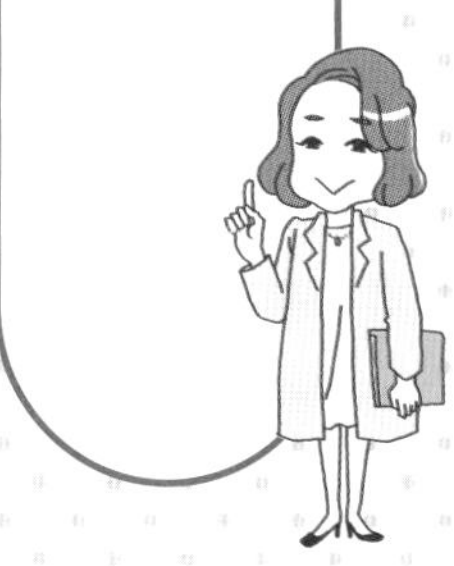

立てて活動に取り組めないなどの症状があります。

多動性や衝動性は成長に伴って改善することが少なくないのに対し（小学校高学年で半数は軽減される）、不注意傾向は大人になっても特性が残存します。

●多動性・衝動性優勢型

多動性・衝動性が目立つものの、不注意は目立たないタイプのADHDです。

例えば、じっとしていられない・静かに作業できない・待つことが苦手で他人のじゃまをしてしまうなどの症状が見られます。

小学校を卒業するまでには、およそ半数が回復します。

●混合型

不注意と多動性・衝動性、どちらの特性も目立つタイプのADHDです。

このようにADHDについても、これ！　と決められない複雑さを見せます。

ＡＤＨＤの有病率は、小学生くらいまでで3～7％だと考えられています。30人教室に一人か二人はＡＤＨＤの子どもがいる計算です。

ＡＤＨＤと診断された子どもたちは、脳の「前頭葉」や「線条体」と呼ばれる部位にドーパミンの機能障害があると考えられています。この点に関しては、遺伝的要因も考えられます。

大人のＡＤＨＤの場合も、こうした特性が複合的に言動に表われます。

例えば「話を聞いていないように見える」という行動の裏には、注意力や集中力に欠けるために他人と話していても話の筋を追えない、内容を忘れてしまう、などの特性が隠れているかもしれません。そのためにパートナーが面と向かって話しかけても、話を真剣に聞いていないように感じられるといった誤解が生まれるのです。

次ページにＡＤＨＤのチェックリストを用意しましたので、あなたのパートナーがどの程度該当するか、チェックしてみましょう。

□落ち着きがなく、いつも身体のどこかが動いている
□貧乏ゆすりやペン回しをする
□他人の質問をさえぎって一方的にしゃべり出してしまう
□失言・早口・大げさなもの言い
□その場に合わせた声の大きさ・トーンの調整が苦手
□せっかちな行動を取る
□騒音や雑音があるとすぐに注意散漫になる
□後先を考えない行動が多い
□思いついた言葉をそのまま発して相手を傷つけることがある
□思い通りにならないとやる気を失う
□実力以上の質と量の仕事を引き受ける
□単調な仕事や読書、計算等を持続することに苦痛を感じる
□すぐにカッとなりやすい
□感情的になった後、すぐにケロリとしている
□衝動買いが多い
□独断で業務を進める
□課題を遂行できず途中で投げ出してしまう
□「できる」と口では言うものの、締め切り間際になってもできていない
□相手にかまわず自分の考えを押し通そうとする
□自分に都合よく解釈をする

ADHD（注意欠陥・多動症）のチェックリスト

I 不注意が優位

□一つのことへの集中が続かない
□課題や活動を順序立てて実施するのが困難
□スケジュール管理が苦手
□提出の先延ばし・遅れ
□時間がルーズになりがち
□選択肢がいくつもあると気が散る
□情報の取捨選択が苦手
□今すべきことではないことに気を取られる
□ケアレスミスが多い
□変化を好むため同じこと（ルーティン）を繰り返すのが苦手
□数字や文字のミスが多い
□鍵や財布など生活・仕事の必需品を頻繁になくす
□整理整頓が苦手・机の上や部屋がいつも散らかっている
□約束や期限を守れない・遅刻が多い
□同時進行が苦手
□話を聴いていない、または上の空という様子
□物によくぶつかったり壊したりする

II 多動性・衝動性が優位

□読書やテレビに集中してじっとしていられない

ＡＳＤとの境界線はあいまい

ＡＤＨＤ（注意欠如・多動症）は、一つ前に解説したＡＳＤ（自閉症・自閉スペクトラム症）との診断による識別が非常に難しいことが以前から指摘されています。

どちらのチェックリストも載せましたが、これらはある程度の目安にすぎず、発達障害の診断時には「それまでに観察された行動上の特徴」を医師が総合的に判断して診断を下しています。

またＡＳＤの項でも述べたように、ＡＳＤとＡＤＨＤの両方の特性を併せもっている人も少なくありません。

加えて、一部の神経や身体の病気、あるいは虐待や不安定な子育て環境（愛着障害を含む。愛着障害については２３４ページで解説します）によっても、「ＡＳＤやＡＤＨＤにそっくりな症状」が引き起こされることがあるため、識別はより難しくなります。

こうした事情により、**医療機関の診断が下りる・下りないに差が生じやすいのがＡ**

DHDやASDです。あらゆる可能性に配慮して診断に慎重になる医療機関もあれば、ある特性傾向に注目して診断を下す医療機関もあるでしょう。

私のカウンセリングルームに相談に訪れる人の中には、ASDとADHDの併存型はたくさんいます。二つの発達障害が区別をつけられないほど似ている特性があるかと思えば、まるっきり正反対だと感じる特性もあります。そのどれが、どういう状況で言動に現われるかによって、慎重に対応する必要があります。

また「ADHDは自閉性のないASDである」という、根拠が定かではない説も一部にはあるようです。それほど、特性の関わりを特定するのが難しいということでしょう。

例えば、ASDとADHDのわかりやすい違いの一つに「共感」があります。

ASDは共感をしにくいため、他者の気持ちに寄り添うことが苦手です。

ADHDは相手の気持ちを察するのが上手です。

しかし、ASDのグレーゾーン領域にいる人は、論理的に話の内容を理解し、思考によって補えば相手の感情を汲み取れる（ように見える）ことがあります。

また共感できるはずのＡＤＨＤであっても、聞き手が席を外したい様子を見せても自己抑制がきかず、話し続けることはよくあります。そういう場合には、ＡＳＤと同じように「空気が読めない」と言われます。

あえて「どちらの障害なのか？」と区別しなくても、「今日はＡＳＤの要素が強く出ているね」「あら、今日はＡＤＨＤの好奇心旺盛が目立つ！」くらいにおおらかにパートナーを見守ってもいいのかな、と私は思っています。

［発達障害の種類③］限局性学習症

知能は正常なのに、特定の行為だけうまくできない

全般的な知能は正常な範囲にあり、視力や聴力にも異常が見られないし、本人の意欲も十分あるのに、文章や文字を読む・書く、あるいは数字で計算すること、推論することなど、特定の学習行為にだけ困難を抱える特性を「限局性学習症（SLD：Specific Learning Disorders）」と言います。単に「**学習障害**（LD：Learning Disability）」と呼ぶこともよくあります。

これも発達障害の分類の一つで、主に次の三つの特徴があります。

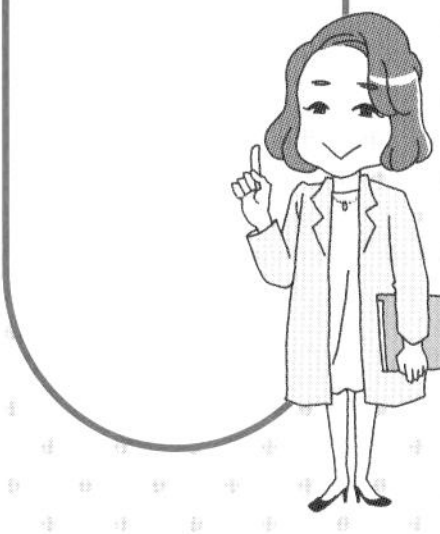

●**読字障害**（**ディスレクシア**）

文字や文章を正確にスムーズに読むことが難しく、限局性学習症の中でも多い障害です。

著名なところでは米国の俳優トム・クルーズさんが、台本を読めないという読字障害を公表しています。

以下に示すのは、子ども用の読字障害のチェックリストですが、大人の場合でも「あら？　この人はもしかして……」と思う項目があります。

●**書字表出障害**（**ディスグラフィア**）

読字障害に似ていますが、読むのではなく書

「読字障害」のチェックリスト

□「わ」と「ね」など形が似ている字を判別するのが難しい
□「っ」や「ょ」などの小さい文字の認識が難しい
□文字を読み飛ばしてしまう
□語尾を読み間違える
□一文字ずつ区切って読むため、音読スピードが遅い
□どこを読んでいるのかわからなくなる

……など

くことが難しい障害です。

学生のうちは単に成績が悪いことで見過ごされますが、大人になって「メモを取るのが遅い」「記録を正確に速く書けない」と仕事上のトラブルや叱責により表面化、診断を受けた結果、発見されるケースも少なくありません。

●算数障害（ディスカリキュラ）

計算や推論を苦手とする障害です。

これも、子ども時代には単なる成績不良であり障害ではないと受け止められていたために、そのまま成長するケースが多いです。大人になってからお釣りの計算や出張旅費等の経理精算がうまくできず、周りから「変だ」と指摘さ

「書字表出障害」のチェックリスト

□鏡文字を書いてしまう
□漢字が覚えられない
□文字の書き写しが苦手
□誤字脱字が多い
□雰囲気で文字を書いてしまう
□ひらがなやカタカナを書き間違えることがある
□文字の大きさがバラバラになる
□マス目からはみ出してしまう

……など

れ、それをきっかけに発見されることがあります。

弱みに注目せず強みを活かそう

限局性学習症は、例えば読書が大好きで難解な本も読めるのに、計算はからきしダメで九九さえ全部を言えない、というような能力の凸凹が、やや極端に表われることが多いです。

本来、人間の能力には凸凹がつきものです。凹の部分が原因で困難を抱える場合には、つい「そこに」ばかり注目してしまいます。

確かに生活上の工夫は必要ですが、凹部分をある程度カバーできるのなら、**必要以上に弱い部分にこだわる必要はありません。**

「算数障害」のチェックリスト

□数字を覚えるのが苦手
□繰り上げや繰り下げができない
□図形やグラフが理解できない
□かけ算の九九が覚えられない
□時計が読めない
□一桁の足し算や引き算の暗算が難しい

……など

むしろ本人や周囲が、その人の突出している凸の部分に目を向けることで生きやすくなり、周囲もまたラクになります。**弱いところにばかり注目しようとせず、強みを活かすように心がけましょう。**

特にASDと限局性学習症の特性が併存している場合、ASDの「完璧主義」「こだわり」「過集中」といった側面が強烈な強みとなることがあります。「できないこと」は最小限の修正に留め、一方で「できること」はさらに育てることで、社会的な成功を手に入れることも可能です。

例えば、タレントのミッツ・マングローブさんは、読書をするときに文字で何かを覚えるのではなく、景色で覚えていると言っています。典型的な限局性学習症ではありませんが、とても興味深い感覚です。

かつて似たようなクライエントがいました。IQが70~80で「境界知能」と診断されていましたが、学生時代から学業成績はよかったそうです。数学のように応用が必要な科目は苦手ですが、暗記能力に優れているため、テキストをまるごと暗記して試験に臨んでいたとのこと。

「どのページに何が書いてある、という細部まで覚えています。そのページが絵のようにスッと頭に入ってくるのです」と語ってくれたその内容は、ミッツ・マングローブさんの発言と重なります。

サポートする側の人間としては、理解するのが大変だなぁと思う場面もあるでしょうが、できるだけ凸の部分を伸ばすことに関心をもっていたいものです。

発達障害の本人にしか、わからない感覚もある

少し話は逸れますが、1988年公開の映画『レインマン』の登場人物、レイモンド・バビットのモデルになったキム・ピーク氏（1951〜2009）も、優れた記憶力をもっていたと言われています。彼は「サヴァン症候群」でした。

サヴァン症候群は診断名ではありませんが、知的障害や発達障害のある方の中で、特定の分野において突出した才能をもっている状態やその人のことを指す言葉です。

その才能は記憶力の他、音楽や美術、数字などに表われます。まれにではありますが、そうしたケースも存在します。

そう言えば、診断は受けていませんが、感覚過敏の強いうちの娘も不思議なことを言っています。

彼女は3歳から習い始めた日本舞踊で、すばらしい師匠と出会い、17歳で名取試験を受けることになりました。幼少期からとても覚えが早く、一度師匠について振りを覚えると、家では復習をまったくしないのに、次のお稽古では学んだ通りに踊ることができました。

さすがに大人になってくると、長い演目すべてを勘で踊ることは難しいようですが、いつも師匠の動きは「骨格」で見えているそうです。それは骨が透けて見えるような感覚であり、その動きからどんな動作で踊るかを知るようです。

残念ながら、そのように優れた能力のない私には、別世界の話です。

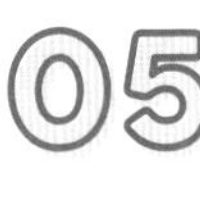

「発達障害の種類④」発達性協調運動障害

不器用すぎ、極度の運動音痴など

「発達性協調運動障害（DCD）」は、知的な遅れはなく、筋肉や神経、視覚・聴覚・その他の感覚いずれにも異常は認められないにもかかわらず、目や手足など身体の部位を連動させることが難しい障害です。

例えば小さいころであれば、字を書いたり消したりするときにいつも紙を破ってしまう、どうしても縄跳びができない、として表われます。

有病率は6～10%とけっこう高く、小学生の30人学級であればクラスに二、三人はいる計算になります。

他の種類の発達障害と併存していることも多く、子どもについてはADHDの約30〜50%、限局性学習症（SLD）の50%に特性が確認されます。ASDの場合にも併存することが多いとされています。

大人になっても50〜70%という高い割合で残存することも、特徴の一つでしょう。

片手で地面にボールを一度弾ませてから、戻ってきたボールを受け取る運動や、組体操のように両足両手のバランスを取ることが彼らにはできません。

他にも、定型発達の人がスムーズに行っている動作、例えば他人との距離を一定に保つこと、向こうから飛んでくるものを目と手と足を連動させて防ぐ行動、物をつかむときの力の入れ具合などは、発達性協調運動障害の人からすると難しいと感じられる動きです。

それは、それぞれの機能が脳の中でちぐはぐになっているからです。

生活場面では「靴紐を結べない」「靴を左右違えて履く」「何もないところで転ぶ」「ハサミなどの文房具をうまく使えない」「着替えが遅い、またはボタンのかけ違いをしやすい」などの行動として表われます。

他の三種類の発達障害に比べると、単に「不器用な人」とされて問題視されないことも多いのですが、背景には脳の機能異常が隠れている場合があります。

特性があっても、本人や周囲が困っていなければ、基本的には放っておいても問題ありません。

でも本人が悩んでいたり、うまくできないことでストレスを溜めている場合には、周囲の人による介入や協力が必要でしょう。

子どもでは親や教員、大人になってからは職場の管理監督者が、「不器用さ」を強く注意・非難する対応には、もう少し慎重になって欲しいと思っています。

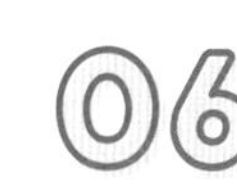

「グレーゾーン」の人もたくさんいる

はっきりした境界線があるわけではない

ここまで、主な発達障害の四種類について解説してきました。「うちの人は、これ！」と当てはまる障害があったかもしれませんし、「私の彼は、この障害に当てはまっている気もするけれど、少し違うかな……」と迷うカサンドラさんもいるかもしれません。後者の人は、もしかしたらパートナーが**「グレーゾーン」**かもしれません。

「グレーゾーン」は正式な医学用語ではありません。ただ、発達障害の特性がいくつか該当するものの、医学的な診断までには至らない境界領域（発達障害と定型発達との境界線

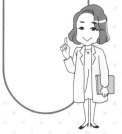

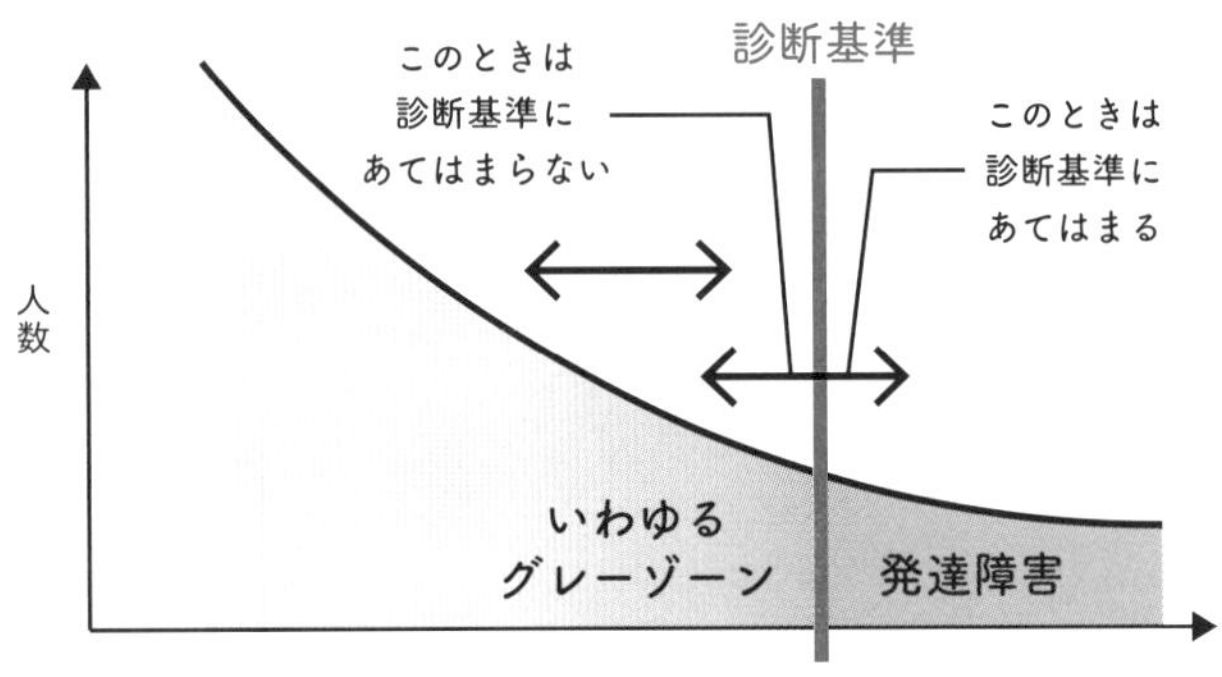

あてはまる症状の多さ重さ（※幼少期から持続していること）

（井上 雅彦・監修『発達障害＆グレーゾーンの小学生の育て方』（すばる舎）より一部抜粋）

があいまいな領域）や、そうした特性をもつ人たちを指して使われています。

もともとASD（自閉症・自閉スペクトラム症）の障害名にもなっている「スペクトラム」という言葉は、「ある現象や症状などにおいて、境界線があいまいで、かつ連続している状態」を指す言葉です。

ASDは、ある線を境に特性の「ある・なし」がきれいに分かれるわけではなく、その特性の濃淡が多くの人の中にスペクトラム状に分布しています。その中でも特徴ある言動によって生活に困り感などを感じている人がASDと診断されます。

そして、スペクトラム状に症状の濃淡が見られるのは、ASDだけでなくADHDや限局性学習症（SLD）、発達性協調運動障害（DCD）も同様なのです。

発達障害であると明確に診断はされていないけれど、「その傾向はある」と認められる人は想像以上にたくさんいます。**本書を読んでいるカサンドラさん自身だって、グレーゾーンの領域にいる可能性は大いにあるでしょう。**

こうしたグレーゾーンに該当する場合であっても、本人と周囲が生活上、困難を感じていないのであれば大きな問題ではありません。ただ、はっきり診断が下りることがない分、カサンドラさんがつらい思いをすることがあります。

例えば、離婚調停をする際に発達障害のある人が自分の特性を否定し、診断が下りていないことを逆手に取って、カサンドラさんが嘘をついていると主張したことがありました。そこまでこじれなくても、パートナーがグレーゾーンであると疑ってはいても、あるときにはそうではないような気がして悶々としているうちに、カサンドラ状態が悪化するケースもあります。つまりカサンドラ症候群は、発達障害であるとの診断が下りる・下りないに関係なく、**たとえグレーゾーンの場合であってもいびつなコミュニケーションやこだわりに影響を受けて病んでいくことがある**のです。

07

複数の特性を併せもっている可能性は高い

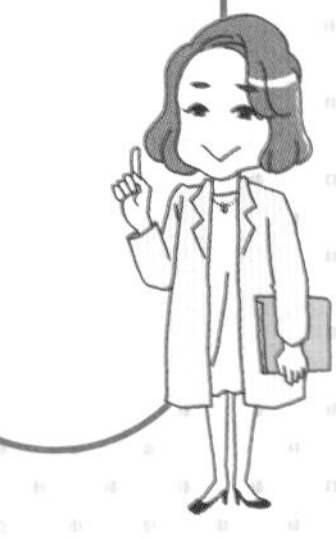

チック症や吃音、聴覚情報処理障害との関連性

発達障害のASD、ADHD、限局性学習症（SLD）、発達性協調運動障害（DCD）、さらにそれらのグレーゾーンについて説明してきましたが、これらの発達障害特性のある人の一部は、チック症や吃音（きつおん）、聴覚情報処理障害、境界知能といった特定の障害や疾患、特性を併せもっていることがあります。

これらの疾患や障害についても、簡単に説明しておきます。

●チック症

チック症とは、ストレスや緊張によって急に出現する身体の（部分的）運動や音声の無意識的な繰り返しのことを言います。

季節性の傾向があり、春になって環境が変化するたびに目をまたたかせる、鼻をひくひくさせる、肩を動かす、鼻息や咳払いなどの音声を出すといった症状が現われる人がたくさんいます。一年以内に解消される一過性がほとんどですが、一年以上にわたって長期化する場合もあります（慢性チック症、トゥレット症候群）。

●吃音

吃音とは発話障害のことで、滑らかに言葉が出てこない障害です。

「わ、わ、わたしは……」のように冒頭の言葉に詰まったり、不自然に一部を伸ばして発音します。

●聴覚情報処理障害

聴力に器質的な異常は見られないものの、日常生活において聞き取りにくさを感じたり、言葉の内容を理解しにくいという障害です。

その詳しい原因は明らかにされていませんが、発達障害と併存する傾向が見られるとされています。

知識があなたを助ける！

例えば、ある発達障害の人が「話を聞いていなかったの？」と頻繁に叱られる背景には、限局性学習症（SLD）があり話の内容を理解できていない場合もあれば、ASDで興味・関心がない内容ばかりが耳に入ってきた場合、あるいはADHDによる不注意傾向によって目の前の人の話に集中できない場合、とさまざまな状況が考えられます。

加えて、聴覚情報処理障害の影響によって、そもそも言葉を聞き取りにくかったり、言葉の内容を理解できない、という要因が潜んでいることがあります。さらに、後述する境界知能が影響していることもあります。

カサンドラさんは発達障害かどうかを明らかにしたくて、パートナーになんとしてでも検査を受けさせようとします。もちろん、医療機関で専門的な検査を受けてはっきりさせることが必要なときもあるでしょう。ただそれは、「何のため」にそうするのか、です。

カサンドラさんがパートナーとの関係を改善したいのであれば、**発達障害周辺の知識を得るだけでも、戸惑うことが減るのでラクになります。**トラブルの背景にある特性や障害を知って速やかに対応できるようになれば、検査については、それほど悩まなくてもよいことかもしれません。

●境界知能

本人や周囲の生活上の困り感について言えば、発達障害の有無とは関係なく、〃知

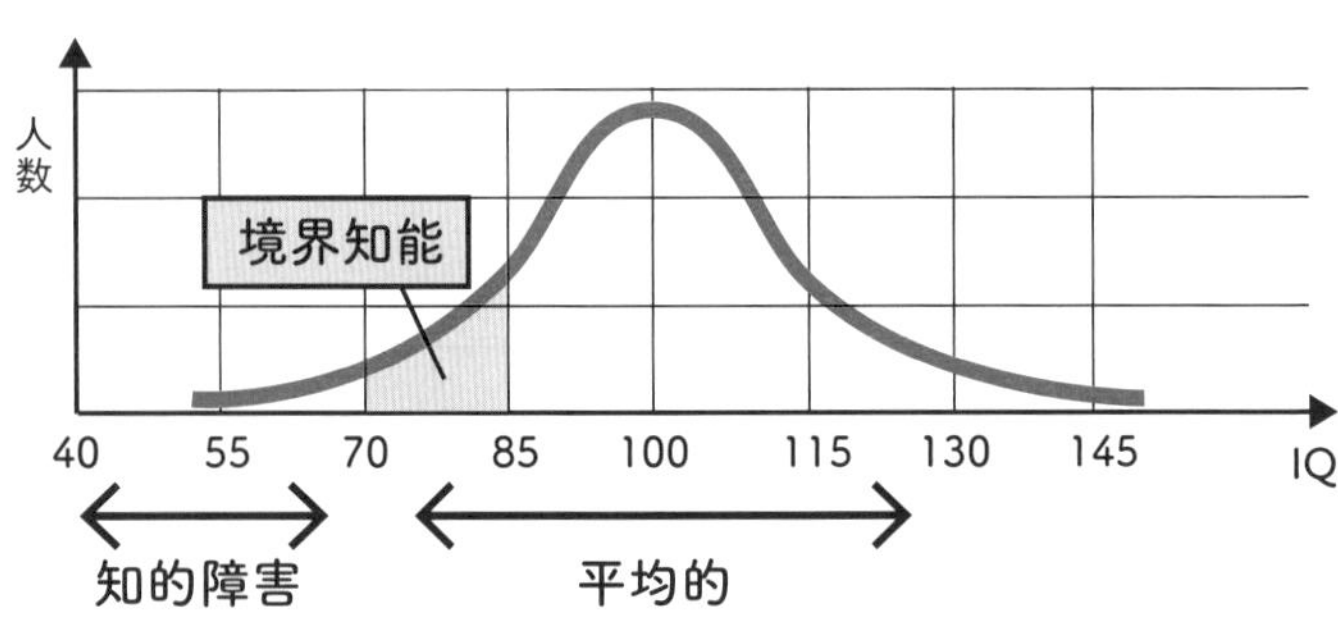

能発達の遅れがある・ない〟ということも大きく状況に影響します。

知能指数（ＩＱ）が「平均的」とされる部分と「障害」とされる部分の境目くらい（数値的にはＩＱ71～85）に位置することを**「境界知能」**と言いますが、こうした特性をもつ人は人口の約14％を占め、国内だけで１７００万人に上るとされています。**七人に一人は境界知能**であり、決して珍しいことではありません。

境界知能の人も、認知機能の弱さからパートナーとの長期的な関係を築きにくく、職場や家庭で孤立しやすいなどの問題を抱えがちです。ここでも本人のやる気のなさや努力不足としてとらえず、弱みではなく強みを活かしながら丁寧に対応していく必要があるでしょう。

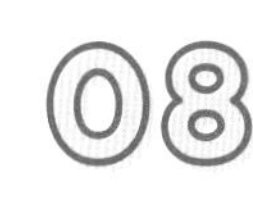

多種多様でカラフルな発達障害

同じ障害でも特性が違うと言動も異なる

例えば、Eさんは ASD の診断を受けています。子育てについてとても頑固なポリシーがあり、妻と育児方針について話し合うたびにぶつかります。

一方、同じように ASD の診断を受けているFさんは、子どもが高熱を出しているというのに、友達からの急なお誘いに応じて出かけていきました。妻は「自分の子どものことなのに心配じゃないの？」と不満を募らせます。

この二人は、Eさんに子育てへの強い責任感があり、Fさんは逆に無責任に見える

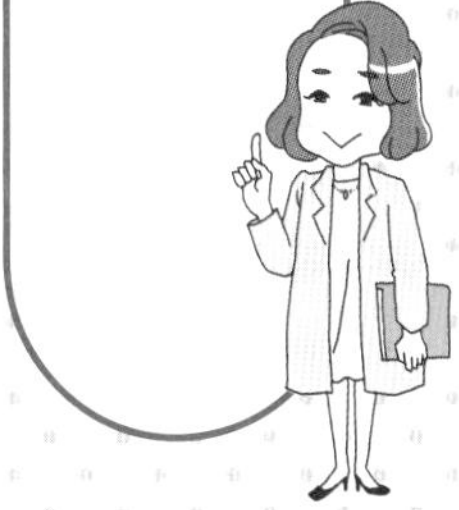

ことでしょう。どちらも同じＡＳＤでありながら、異なる特性によって表出する言動がかなり違う事例です。

実はＥさんには、実家の育児方針にならって育てたい、という強いこだわりがありました。それが絶対的だと思っているので、他人の考えを取り入れようとする姿勢がありません。

一方のＦさんの特性は、時間概念が弱く、興味のある行動を優先することです。その結果、子どもの容態よりも自分がその瞬間にしたいほうを選択した結果でした。

このように**ＡＳＤという同じ種類の発達障害ではあっても、その人の特徴的な傾向によって言動が大きく変わる**のです。

ＡＤＨＤとＡＳＤの併存型の人と、ＡＳＤのみの人でも反応が違います。

例えばＧさんは、好奇心旺盛でたくさんの趣味があります。一度のめり込むと三日三晩寝ない・食べないで過ごすという過集中の状態になります。

一方のＨさんも多趣味ではありますが、それぞれ曜日を決めて定期的に取り組んでいるためにどれも長続きします。

二人とも趣味に力を注ぐ点は同じですが、どこかムラのあるADHDとASDの併存型であるGさんと、趣味をルーティン化しているASDのHさんの行動は、似て非なりと言えるでしょう。

パートナーの言動を分析するときには、どの障害だから必ずこうだ、という固定観念にとらわれず、それぞれの障害の特性がどのように表われているか、虚心坦懐(きょしんたんかい)（先入観をもたず）に観察するようにしてみましょう。

特性ではない性格的な要因もある

一方で、パートナーのすべての言動が特性からきているとも言い切れません。

私のクライエントであるIさんは、幼少期から「育てにくい」と親に言われる子でした。ピュアでグレーゾーン領域に属する〝普通の〟発達障害でした。ただ、中学校でひどいいじめにあいました。

母親が病気がちだったので、父親にいじめの相談に乗ってもらおうとしましたが、父親は突然そんな彼を殴りつけました。

「やられたらやり返せ！　おまえが弱いからそんなことになるんだ！」

Ｉさんは深く傷つきました。それからは、心を閉ざして友人をつくろうとしなくなりました。

自分に「一人でも平気だ」と言い聞かせて、学生時代を過ごしました。

その傾向は就職してからも続きました。どことなくおどおどしたふうであり、空回りするような行動と暗い印象が上司から嫌われて、怒鳴られることが続きました。とうとう、うつ病を発症して退職するに至りました。

Ｉさんのように、発達障害の特性によって業務がスムーズにいかない面も多少はありますが、それ以上に、長い時間をかけて形成された性格的な傾向が影響して、周囲とうまくいかなくなるケースもあるのです。

このように**発達障害だけでなく、本人を取り巻く家庭環境や、それによって形成される性格傾向が人間関係のトラブルを引き起こすこともあります。**

発達障害とひと口に言っても個人差は大きく、その能力、特性、性格の境界線をはっきり示すことはできません。「あの人はこの発達障害！」と決めつけてワンパターンな対応をするのではなく、状況に適した方法をその都度選びながら、職場や家庭で接していくことが大切です。

09

「治らない」けれど悲観する必要もない

障壁を取り除けば状況は変わる

発達障害は脳機能の機能不全によって生じると考えられていますから、病気やケガのように「治る」ものではないとされています。それは、その人の個性や能力の一部と言ってもよいでしょう。

発達障害について書かれている本の中には、そういう意味で「発達障害は治らない、変わらない」と言い切っているものもあります。それを読んで、「ああ、もうずっとこのままか」とショックを受けるカサンドラさんがたくさんいます。

でも、ここで悲観する必要はありません。**カウンセリングや支援を通じて、固定されているはずの発達障害特性が改善され、関係性が変化していくカップルを何組も見てきました。**

例えば、「いつも嫌味たっぷりな話し方をする」という夫の行動が特性だと思っていたカサンドラさんがいました。発達障害があると推測される姑（しゅうとめ）と話し方がそっくりです。親子とも発達障害だと決めつけていましたが、姑は発達障害ではなかったのです。

後になって、舅（しゅうと）の女性グセの悪さに苦労したこと、口調は舅に向けた恨みがそうさせていたことを知ります。夫は発達障害のグレーゾーンが疑われますが、嫌味な話し方については夫と話し合って直してもらうようにしました。

このように「特性〝ふう〟の言動」が他の要因による場合は、認知行動療法などにより修正を試みます。発達障害の特性は、私が「上書き学習法」と名づけた方法でトレーニングをしていきます。

つまり、カサンドラさんのパートナーの言動は、過去に学んだものであるのです。

それなら、お互いが居心地よくなるための新たな言動を学んでいけばよいのです。

――そう、上書きしていきます。**妨げとなる要因を取り除きながら、よりバランスの取れた状態へと統合されていく可能性はいくらでもあります。**悲観する必要はありません。

習慣化の工夫や「学習」が有効

関係性を見直し、改善していく過程で、確かに脳の機能（働き）に偏りがあることは一時的な障壁となります。

脳科学的な視点では、発達障害を抱えている人の脳には一定の特徴があることが報告されています。その特徴がすべて解明されれば、「そういうもの」と納得するしかないのかもしれません。

でも現在のところ、脳の機能の細かいところまで解明されているわけではありません。**本人の滞っている脳の働きを改善・促進し、状況を変えるために使えるものがあ**

るのなら、積極的に活用すべき、という考えが主流となっています。

例えば「忘れっぽい」特性は、ワーキングメモリの働きが弱いことから生じます。ワーキングメモリというのは、人間の脳に一時的に情報を保存しておくシステムです。この容量が小さいと、ASDやADHDの人が「鞄を電車にしょっちゅう忘れる」「昨日、大ゲンカしてあんなに怒鳴っていたのに、今日になるとケロッとしている」「子どもを保育園へお迎えに行く予定が、すっかり抜け落ちている」となります。

こうした事態の発生を防止するには、手提げ鞄をショルダーバックに替えて斜めがけをする、ケンカをする様子を録音しておいて後で二人で確認する、予定表を必ず目に入るところに貼っておくなどの工夫が有効です。

特にASDは、ルーティン化すると実行しやすくなるので、いつ・何時に・どこでそれをするのかというルールを決め、どこかに組み込むことが大切です。一度できなかったくらいであきらめるのではなく、食べ物をこぼさずに食事をする方法や、ボタンの留め方を幼児に覚えさせるように、気長に何度も繰り返し、本人に「学習」してもらいます。

大変なことではありますが、逆に言えば**こうした工夫や対応で「学習」が進めば、少なくとも表に出てくる言動は改善されていきます。**

「Iメッセージ」で感謝や気遣いを伝えよう

関係性改善のもう一つの阻害要因は、身近な人の態度や発達障害への低い社会的評価です。

例えば「パートナーの行動を改めて欲しい」と注意をする際には、ねぎらいや愛情を示す言葉を一緒に伝えると効果があります。なぜなら**発達障害のある人は、自分が尊重・尊敬されているのか、それともバカにされているのか、あるいは困難な状況を自分のせいにされていないか、などに敏感**だからです。

そして、「バカにされた」「責められている」と感じると、怒って反発し、自分の自尊心や権威を保つために攻撃的になることがあります。

カサンドラさんは「あなた、また廊下の電気がつけっぱなし！ 何度言ったらわかるの!?」と上から言い放つのではなく、「廊下の電気がついていたので私が消しておいた。灯りがついていると、化粧をしていない素顔がばれちゃうから(笑)。次からはあなたも消してくれると助かるわ」と言うように、相手を詰問する「YOU(ユー)メッセージ」ではなく、**自分を主語にする「I(アイ)メッセージ」の考え方を取り入れる**ことが効果的です。

この「助かるわ」のように、カサンドラさんが気持ちを伝えるときには、「(あなたが)○○をしないことで私は疲れている」「～が起こったので私は悲しい」と伝えましょう。ネガティブなニュアンスを含まないよう、ユーモアを交えることも忘れずにいたいものです。そうすることで日々の会話が明るくなり、パートナーを責めているように聞こえなくなって初めて、発達障害のある人の自尊心が保たれます。

反発したり、ムキになって怒ったりする必要がなくなると、より穏やかなコミュニケーションに変わるでしょう。

また発達障害のある人は、それまでの人生で周囲から低い評価を受ける経験も多く、

自分の社会的評価を引き下げる言動にも敏感です。家族も一つの社会ですから、「お父さんは、こういう人だからもう放っておきなさい」と家族の面前で恥をかかせて、家庭内における地位を引き下げるようなことを言えば、相手はへそを曲げます。

そうではなく、例えば家族で外食するときには、ASDの夫が会計を済ませる隣りで、妻が子どもたちに向かってこう言うとよいでしょう。

「パパがごちそうしてくれたおかげでお腹いっぱい！　美味しかったね！」と。

最初のうちは抵抗感があるかもしれませんが、カサンドラさんからそう対応することで、パートナーの自尊心が保たれて機嫌がよくなり、無理して偉そうな態度や不機嫌さをアピールしなくてもよくなります。きっと家族全員がニコニコする機会が増えるでしょう。

発達障害だから変わらない、治らない、成長しないと決めつけるのではなく、パートナーを信じて見守り、状況を改善していくための取り組みをしたり、相手を尊重しつつうまくおだてたり、ときには感謝の気持ちを伝えるなどして、やさしさのあるコミュニケーションを心がけていくと状況は大きく変わっていくでしょう。

第3章

対応方法を変えるとコミュニケーションはもっとラクになる

伝え方・接し方・環境を変えることでパートナーの反応は変わります。まずはカサンドラさんの困り感の原因となっていることが多いASDとADHDへの対応法を中心に、お勧めの方法をお話しします。

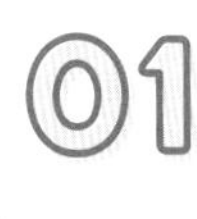

あなた次第でパートナーもきっと変わる

第1章でカサンドラさん自身の状態を把握し、前章では発達障害の特性がどういうものなのかを解説しました。

本章からはいよいよ、苦しい現状をどのように改善していくかを具体的に見ていきましょう。

まずは「文化が違う」と認識しよう

発達障害のあるパートナーとの恋愛や結婚生活は、すべてうまくいかないのでしょうか。

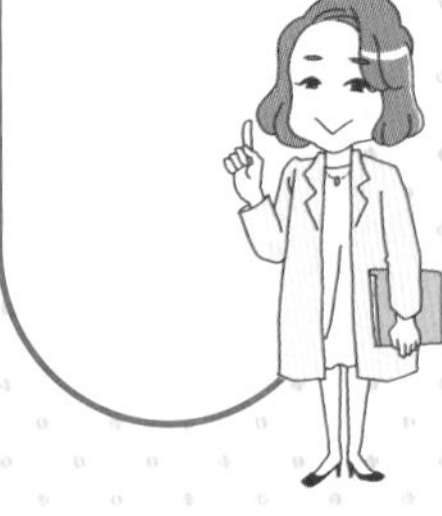

いえいえ、そんなことはありません。これまでにも何度か述べてきたように、幸せな家庭を築いている人はたくさんいます。

私が発達障害のある人を含むカップルカウンセリングをして思うのは、**特性をお互いに認めた後は、「寛容を心がける」ことと「必要以上に干渉しない」ことが仲よしの秘訣です。**

例えば、妻が発達障害という大学教員夫妻には、それぞれにのめり込んでいる研究テーマがあります。そのため、夫は妻の行動特性がそれほど気になりません。同じく彼の最優先も研究なので、研究に没頭できる環境さえ整っていれば、妻にはそれ以外の多くを求めないからです。

料理もそれぞれ自分でしますから、お互いに好きな時間に起きて、食べて、たまに共通の趣味である映画鑑賞をします。ニュースを見ながら討論することもあります。掃除は手の空いているほうが担当します。彼らの「**〜すべき」のない生活は、ゆるやかで楽しそうです。**

パートナーを好きだと思って結婚しても、一緒に暮らしてみると「えっ？」と驚くことがあります。それは、二人のそれまでの人生で培ってきた生活習慣や価値観が違うからです。

国際結婚をイメージしてみてください。国によって、形成された文化はそれぞれ異なります。**発達障害のある人についても、国際結婚同様に「文化が異質だから」と割り切ると、少し気持ちがラクになります。**

以前、発達障害のある人たちの集まりに顔を出したことがあります。そこでは私がマイノリティの立場でした。常識だと思っていたことが、彼らには通じないからです。

家庭内で「いってらっしゃい」と言われたら、「いってきます」と答えるのが当然だと私は思っていました。ところがその集まりの参加者のほとんどは、「いってきます」とは言わないそうです。「何も言わずに、そのまま家を出て何が悪いの？」というルールで生活しています。

これにはびっくり！　それと同時に、「発達障害のあるパートナーに愛されていない！」とカサンドラさんたちが嘆く要因の一つは、これではないかと思いました。

だって、返事をしないことが〝普通〟である文化圏の夫に対して、「どうして何も言わずに仕事へ行くの？　私を愛していないの？」と妻が文句を言ったところで、夫には何が悪かったのかわかりませんから。

文化の違いを、愛されていない証拠として受け取ってはいけません。まずはそれが理解できれば、「そういうものなのだ」と受け流すことができるでしょう。

相手を受容し認めることで、頑なになった心を解きほぐす

定型発達のカサンドラさんが常識だと思っている〝文化〟を、発達障害のあるパートナーの〝文化〟と照らし合わせること、その上でこちらの接し方を変えることで、**発達障害のある人の反応を〝操作〟することが可能になります。**

ここで言う「操作」とは、環境の調整を含めて、彼らが新しいスキルや能力を「学習」し、それらを「体得」する機会を増やすことを指しています。

そのためには、**こちらの言葉かけや行動を少し変えましょう。**

パートナーに言動を改めてもらうには、これまでのケンカや言い争いによって頑なになった相手の心を解きほぐすことが最優先です。

誰だって、自らを否定する相手に、それ以上心を許そうとはしないでしょう。パートナーは、あなたが「自分を受容し、認めてくれる相手かどうか」を見定めようとしているととらえて接しましょう。

私の知っているカサンドラさんはみなさん、勉強熱心です。障害の特性についてあらゆる書物やインターネットを使って調べています。

でも、パートナーの言動が特性によるものだとわかっても、そこから先「どうしたら、彼とイライラせずに過ごせるのか」がわからなくて困っています。

次章では、あなたによく似たカサンドラさんたちの事例をもとに、「困り事へのトリセツ（取扱説明）」を解説していきます。ただ、その方法をやってみてもうまくいかないと感じたときのために、冷静さを取り戻す次の三つのおまじないを紹介します。

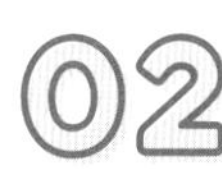

02 カサンドラさんが疲弊しないための「三つのおまじない（自分への問いかけ）」

孤軍奮闘する前におまじないを唱える

我が家の夫婦関係がうまくいっていないときに、喉から手が出るほど欲しいものが私にはありました。それは「温かい家庭」と「大事に扱われること」です。思い返せば、なんて抽象的でイメージばかりが先行した望みでしょうか。でも、それだけ私の心は乾いていました。

今この本を手にしているカサンドラさんも、同じような寂しさを抱えているのではないでしょうか。

多くのカサンドラさんは「パートナーのことは嫌いではない、むしろピュアでいい人なのだけれど、もう疲れてしまいました」と言います。「温かい家庭」を手に入れるために孤軍奮闘しているうちに、心も身体も疲弊してしまうのです。

そうならないよう、パートナーに疑問や不安、怒り、違和感などを感じたときには、以下に示す「三つのおまじない（自分への問いかけ）」を唱えてみてください。

実際には自問するための三つの質問ですが、あなたが迷ったり感情的になったときにはおまじないとして唱えましょう。すると、パートナーを少し違った視点から見ることができますし、客観的に考えられるようになります。ストレスフルなあなたの心を守るためでもあります。

三つのおまじない（自分への問いかけ）

（1）相手の言動に疑問をもったとき

⬇ 特性か性格か、どっち？

(2) 相手の言動に怒りや不安を感じたとき

⬇裏の意図は何？

(3) 相手の言動に違和感を感じたとき

⬇ポジティブかネガティブか、それとも許されない言動か？

それぞれ、簡単に説明していきます。

特性か性格か、どっち？

「どうして私の質問に答えず、無視するのかな」と向き合ってくれない態度や、物事が進まない状況に、カサンドラさんはイラつきます。

そのときに「これって……いくつも質問されたので、どれに答えていいのかわからなくなる特性？　今、パニックになっている？　それとも無口な性格？」と特性か性格なのかを分別してみましょう。

「性格」とは、成長過程で両親やそれに代わる大人、集団生活を通して形成される性格・気質傾向を言います。その中には「誕生日は祝う」「してもらったらお礼・お返しをする」「声をかけられたら返事をする」などのように、当然と思われそうな社会常識も含まれます。これらは本来、社会的な役割を通して学んでくるものだからです。

こうした**性格に起因するパートナーの言動は、これからいくらでも変化します。**

しかし、もう一つの**「特性」であれば、遺伝や生まれつきの場合が多いため、今後も変わらない**と腹をくくりましょう（カサンドラさんが変わるしかない）。

この二つのうち、あなたがイヤだと思うパートナーの言動や態度がどちらによるものかを区別できれば、今後の対応方法ははっきりします。

・性格ならば「あなたの『もっと、こうして欲しい』を伝えることをあきらめない」
・特性ならば「アプローチを変える」

ことが基本方針となります。

もちろん、より正確にこの二つを区別したいと思ったら、カウンセリングにおいて親子関係や幼少期の行動、学生時代の様子を聞き出すなど、判断材料とすべきさまざまな情報が必要です。

カサンドラさんの場合には、カップルや家族という関係ですから、相手のことを積極的に知ろうとするあなたの勇気さえあれば、情報はいくらでも手に入るでしょう。

裏の意図は何？

どんな行動にも「意図」があります。

例えば、発達障害のある人がパニック状態になったときには、大人でもかんしゃくを起こすことがあります。「もう大人なのに……」と思われるかもしれないのに、周りの人や物に当たり散らし、攻撃的な言動を取ります。

なぜ、そうした行動に出るのでしょうか。

それは、かんしゃくを起こせば感情が外へ放出されるからです。そして周囲が心配してくれます。かんしゃくによって、要求がすんなり通るかもしれません。

このように意識・無意識に関係なく、自分を守るために都合のよいように行動する動機を、ここでは「意図」と呼んでいます。

カサンドラさんがパートナーの態度や言動に、怒りや不安、あるいは悲しみを感じたら、「裏の意図は何？」とおまじないを唱えましょう。

例えば、会話がかみ合わない場合の意図は、「今は他のことに夢中」かもしれませんし、「今日は人疲れしたなぁ、ぼ〜っとしたい」かもしれません。

メールの返信がこないのは、心にないことは言いたくないからかもしれません。

こうして分析モードに入ることで、あなたは感情的にならずに済みます。

さらに、意図には次の四種類があります。これは、言動と意図の関係理論「応用行動分析学」によるものです。

❶注目の獲得
❷物や活動の獲得
❸逃避・回避
❹感覚刺激

これらの動機が複雑に絡み合いながら、パートナーの言動として表面化します。

先ほどの〝かんしゃく〟（127～128ページ）であれば、主な動機は❶の「注目の獲得」でしょう。その結果、❷の「物や活動の獲得」を実現したいのかもしれません。

攻撃的に振る舞うことで、それ以上の話し合いを拒否したい、という❸の「逃避・回避」の動機を満たすこともできるでしょう。

他にも、ケンカや言い争いの場になると、発達障害のあるパートナーがいつの間にかいなくなる、という奇妙な行動があります。

残されたカサンドラさんは「私とは、もう話もしたくないということ？」と混乱します。この場合、発達障害のある人がそうすることで口論に巻き込まれることを防ぎ、心理的に追い込まれるのを避けているだけ、というケースが多いのです。四つの動機のうち、❸の「逃避・回避」に該当します。

私がお話を聞いた中で、とても興味深かった事例があります。

発達障害のある男性が、自分用の素晴らしいベッドがあるにもかかわらず、水の入っていない家族用プールの中で寝ているという話です。その男性は、エアクッションのふわりと包まれるような感覚によって熟睡できるのだそうです。

不可思議な行動の裏には、❹の「感覚刺激」、つまり「気持ちがよいから」という動機があったのです。

このように、発達障害のあるパートナーがカサンドラさんには理解しがたい言動を取ったとき、「もう無理！」とすぐに断定せず、「裏の意図は何？」と冷静になり、考えましょう。すると、そこには**本人なりの「意図」がある**のです。

「そんなこと⁉」とあなたは呆気（あっけ）に取られるかもしれませんが。

分析は紙やノートに記録をつけるとやりやすい

なお、行動の意図を分析しようとするときには、頭の中だけで考えずに、紙やノートに書き出すことをお勧めします。まとめたり思い出したりすることで、起きた出来事とパートナーの心理が整理されます。

具体的には次の三つの要素を抽出してから、先ほど示した四つの動機のどれが関係しているのかを考えます。

❶ どのような状況で
❷ 何をどうした（行動）
❸ その結果こうなった

感情は入れずに、淡々と事実のみを書き出していくのがコツです。

例えば、カサンドラさんがよく使うのが「うちの夫は、外面（そとづら）だけはいいんです！」という言葉です。

試しにこの言動を分析してみましょう。❶「ご近所の人と話しているとき」に、❷「家族と話すときの声のトーンや調子、態度よりも穏やかに話す」ので、❸「その結果、周囲からはやさしそうなご主人だと言われる」となります。

別のシチュエーションでは、❶「旅行で他のツアー客と接したとき」に、❷「家族への態度とは違って細かく丁寧に教えていた」ため、❸「その人たちからは『知的なパートナーだね』と思われる」となります。

こうして書き出してから動機、つまり意図について考えてみると、ほら、二例とも「（家族以外の）他人からよく思われたい」という共通する意図が裏に隠れていることがわかります。発達障害のある人は幼少期からテンポがずれていたり、「変わった人」という評価を受けて育ちます。そのため、〝普通〟に見られたい、よく思われたいという気持ちが強いところがあります。

おまじないを習慣化することで、パートナーのことを「まったく意味のわからない、理解できない人」ではなく、共感はできなくても、本人なりの意図があってしている行動だと受け止められるようになります。カサンドラさんもまた、ネガティブな感情に苛まれ心を疲弊させることなく過ごす日が増えます。

ちなみにカサンドラさんから「付き合い始めのころは、こんな変なことはしなかったのに……」「最初はもっと優しい人だったのに」という声を聞くことがあります。

でも、それは**あなたに心を許したからこそ、パートナーは素の自分をあなたにさらすようになった**のです。社会の〝普通〟に合わせることは、発達障害特性のあるパートナーにとって、想像以上の気疲れを伴います。付き合い始めのころ、あなたに好かれたくて〝普通〟の恋愛を心がけようと一生懸命だった相手も、居心地のよい関係となったことで、地を見せているのでしょう。

相手の言動の裏にある意図を理解し、ときにはケンカや口論を繰り返しながら、年数をかけてさらに親しくなっていく過程に今はあるのだと理解しましょう。

発達障害の場合、極端に表面化するだけの話で、実は定型発達の人同士のカップルでも、ごく普通に見られることです。一種の甘えが、不協和音を奏でるのです……（これこそ「釣った魚には餌をやらない」）。

ポジティブかネガティブか、それとも許されない言動か？

三つ目のおまじないは、パートナーや家族の言動を三分類する方法です。じっくりパートナーと向き合うために、違和感をもった言動を次の三つのうちどれにあてはまるか書いていきます。

❶ポジティブな言動
❷ネガティブな言動
❸社会で許されない言動

三分類のうち、「ポジティブな言動」とは（不満や文句は横にとりあえず置いておいて）パートナーや家族のよい面のことです。「反対意見を言わず従ってくれる」「外食では積極的に店を探してくれる」「仕事への責任感がすごい」などのように、好ましい姿勢や態度、行動、かけてくれる言葉を指します。

普段は発達障害の特性に腹を立てたり悩んだりしていますが、こうして挙げてみると、たくさんのポジティブな言動があることに気づかされます。「悪い人ではないとわかっているのですが」という声が聞こえてきそうですね。

そうであれば、今以上に感謝の気持ちが飛びかう居場所にするのはどうでしょうか。「情動伝染」という言葉もあるように、プラスの感情は次々と広まっていきます。

❷の「ネガティブな言動」とは、「朝、起きられずに仕事に遅刻する」「こちらの都合を考えずに用事を言いつけてくる」「期限が迫っているのに車の免許の更新をしてくれない」等のように、あなたにとって、もう少し何とかしてもらいたい言動のことです。

普段からあなたが「どうして?」と思う言動が、たくさん挙がるのではないでしょうか。こうしたネガティブな言動については、次の第4章でお伝えする方法によって改善を促していきます。

そして最後の❸「社会で許されない言動」は、「嘘をつく」とか「お酒を飲むと物を投げつけて暴力を振るう」「何時間も暴言を吐き続ける」というように、あなたを含めた家族や第三者が害を被るような言動を指します。中には、警察を呼ぶような出来事もあるかもしれません。

　ある70代のカサンドラさんは、若いころに夫から首を絞められるという出来事があり、トラウマになりました。いくら女性ががまんする時代背景があったにせよ、悲しすぎます。

　こうした「社会で許されない言動」には、毅然とした態度で主張・対応していくことになります。

　分類した結果はノートなどに記録しておき、ときどき見返してみるのも効果的です。私のカウンセリングでは、その記録を一週間ごとに見返して、トリガー（引き金）となり得る共通点や新たな気づきを話し合っています。

　一人でする場合には、「振り返って考えたこと」をメモしていきましょう。

慣れないうちはネガティブな言動ばかりに意識が集中し、パートナーのポジティブな行動には目がいかないことが多いです。

だって、カサンドラさんはいつもサポートしてばかりですから、困り事しか見えなくて当然です

書く順番は、不満を吐き出すためにネガティブな言動が先でもかまいません。

それでも、**ひと通りネガティブな言動を書き出した後は、相手のポジティブな言動にも目を向けましょう**。そうするとパートナーのやさしい部分や、少しずつ言動が改善していることにも気づくでしょう。そして「まぁ、彼も悪いところばかりではないのかも」と笑顔になれるはずです。

ただし、「社会で許されない言動」がある場合には、重大な事故・事件に発展することがあるため、ときには第三者を交えてパートナーと真剣に話し合う必要があります。パートナーと距離を置くことになるかもしれません。

◎タイトル：

◎書店名（ネット書店名）：

◎本書へのご意見・ご感想をお聞かせください。

ご協力ありがとうございました。

郵 便 は が き

（切手をお貼り下さい）

170-0013

（受取人）

東京都豊島区東池袋3-9-7
東池袋織本ビル４F
㈱すばる舎　行

この度は、本書をお買い上げいただきまして誠にありがとうございました。
お手数ですが、今後の出版の参考のために各項目にご記入のうえ、弊社までご返送ください。

お名前	男・女	才
ご住所		
ご職業	E-mail	
今後、新刊に関する情報、新企画へのアンケート、セミナー等のご案内を郵送またはＥメールでお送りさせていただいてもよろしいでしょうか？ □はい　□いいえ		

ご返送いただいた方の中から抽選で毎月３名様に
3,000円分の図書カードをプレゼントさせていただきます。

当選の発表はプレゼントの発送をもって代えさせていただきます。
※ご記入いただいた個人情報はプレゼントの発送以外に利用することはありません。
※本書へのご意見・ご感想に関しては、匿名にて広告等の文面に掲載させていただくことがございます。

カウンセリングや自助グループへの参加でもすっきりできる

ポジティブな気持ちもネガティブな気持ちも、自助グループの場に参加して思いを打ち明けると、とてもすっきりします。この現象を「カタルシス（浄化）を得る」と言います。カウンセリングにも同じ効果があります。

自助グループで他の人の話を聴いたり、あなた自身の話をすることで「私だけじゃないんだ」「共感してもらえてうれしい！」という体験をします。

一人ではウツウツすることが多くなります。自助グループやカウンセリングに参加することは、社会参加への第一歩にもなりますのでお勧めです。

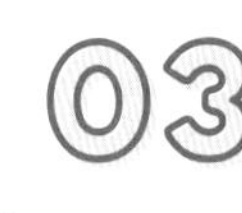

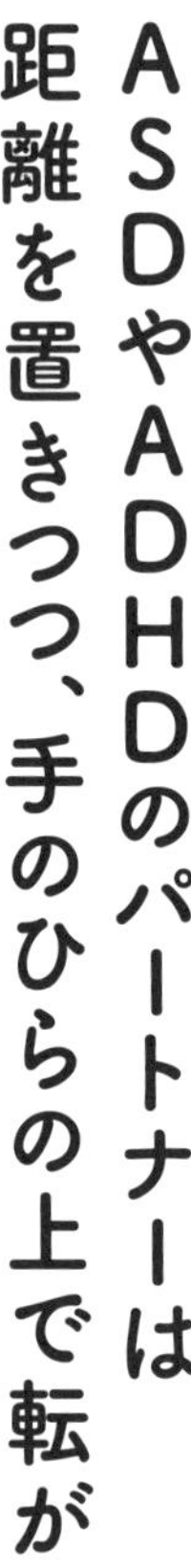

ASDやADHDのパートナーは距離を置きつつ、手のひらの上で転がす

立てて、おだてて、操作する

我が家では夫も娘も発達障害の疑いが濃厚です。そして、世間話のように発達障害の話題が食卓に上ります。そこには、偏見も特別感もありません。

夫の後ろを通りながら「発達障害の人って、おやつが好きなんだって。そう言えばパパもよく食べるよね」（かりんとうが好きで夜に一人で食べているらしく、明朝には激減しています）とサラリと告げたり、「ＡＤＨＤの人は、ＡＳＤの人を好むというジンクスがあるみたい。興味深いよね」といった会話が普通になされています。

一つ注意していることは、私から夫を「マウンティングするような発言は絶対にしない」ことです。いえ、むしろ娘の前では彼を〝立てる〟ようにしています。

例えば、夫は食べ物を、よくこぼします。娘がすかさずチェックして「パパ！　ほらぁ、またこぼした」と言います。私はそこで「いいじゃない、後で掃除したら？　ママはこぼしているパパを見るとかわいいと思うなぁ」と言います。

娘が旅行へ行きたいと言ったときも、「じゃあ、まずはパパの予定が優先ね」と、〝彼の前で〟（これは重要です）言います。

本当は自分のスケジュールを最優先するのですが（笑）、それはこの後の話です。ずるいかもしれませんが、家族全員が気持ちよく暮らすために、彼を〝操作〟して手のひらの上で転がしている感じです。

カウンセリングにくるカサンドラさんに、同じように対応するようアドバイスをすると、「夫に頭を下げるようで、そんな言い方はできません！」とか「かわいいだなんて絶対に思えない！　アホ面にしか見えません！」という文句が返ってきます。無理もありません。いつも面倒を見ているのは、こちらですものね……。

でも、つまらないプライドにこだわってストレスフルな生活をするより、たとえコミュニケーションに多少の嘘があっても、家庭を「安らげる居場所」として整えるほうが合理的です。そのように行動できる人ほど、カサンドラ症候群からの〝卒業〟も早いように感じます。

ASD・ADHDの人にはべったりくっつかないほうがいい

日常生活を送っていると、仕事や家事、子育てなどに追われて、いちいちパートナーの発達障害の種類や特性を意識している暇がありません。

またパートナーがどの種類の発達障害の特性をもっているのか、専門家ではない限り、特定することもできませんし、その必要もありません。

ただ、おおよその目安はつけておいたほうが、手のひらの上で〝転がしやすく〟なります。

前章で示した四種類の発達障害のうち、**カサンドラ症候群に陥るきっかけは、パートナーがASDかADHD、またはこれらの併存であることです。**

こうした特性のあるパートナーとうまくコミュニケーションを取ろうとする際、共通して言えるのは、**適切な距離を置いた関係を心がけること。**具体的には次の四つのポイントに注意して、日々パートナーと接するようにしましょう。

❶ べったり一緒にいることはせず、用事のあるときだけ関わるようにする
❷ 端的かつ具体的に「どのようにすべきか」を伝える
❸ パートナーができないことは、さっさと自分が対応する
❹ 機嫌が悪く、だるそうな態度でいるときにはそっとしておく

それぞれの理由を簡単に説明すると、❶のベッタリくっつかない理由は、ASD・ADHDの特性をもつパートナーは、定型発達の人よりも休養を多めに必要とすることが多く、彼らが一人でいられる時間を確保するためです。

❷のように具体的に行動を指示すべき理由は、ASD・ADHDの特性をもつパートナーは、抽象的な「目的」や「べき論」を言われても記憶や心に残らず、頼まれたことを後回しにしがちだからです。

❸については、彼らが自分でできないことについて悩み始めると、延々と暗闇にい続け、復活までに長い時間がかかるからです。

そして最後の❹については、機嫌が悪かったり、だるそうな態度のときは、ほとんどの場合、人疲れかエネルギー切れ、または自分の不甲斐なさに落ち込んでいる状態ですから、しばらくそっとしておくのが一番喜ばれます。

総じて、あまりかまわずに、適切な距離を意識しながら付き合っていくと、自分も相手も心地よくいられます。

04 ASDのパートナーへのタイプ別対応法

前項で述べたように、カサンドラさんが思い悩んだり、抵抗を感じてケンカの原因になるのは、パートナーのASDとADHDに関係する特性がほとんどです。

このうちASDについては、大まかに「**孤立型**」「**受動型**」「**積極奇異型**」「**尊大型**」の四つのタイプがあるとされています。

ここでは、ASDのそれぞれのタイプごとの傾向と、カサンドラさんが心がけておくとパートナーとのコミュニケーションがスムーズになり、ラクに生活できる対応法を見ていきます。

ASD【孤立型】の傾向と対応法

まずはASDの「孤立型」です。

ASDの孤立型の特性を有する人は、一般に自分の世界をとても大切にします。反面、仕事など外の世界では常に誰かと一緒にいることを強要されるため、〝人疲れ〟を起こしている場合がよくあります。

仕事などの外出先から帰ると、真っ先に自室に閉じこもることが多いのは、外では対人関係による心労を感じていることが多いからです。一人の時間と空間を確保して、心の安らぎと落ち着きを取り戻すまでゆっくりしたいための行動です。

また、**あらかじめ決まっている予定を、その通りにこなしていくことを最優先に考え、予定が急に変更されることを嫌います。**日々の生活の中でも細かいルーティンがあって、それが乱されるとパニック状態になり、混乱して怒り出すこともあります。

パートナーとの関係では言い争いやケンカを嫌い、プライベートでするメールやS

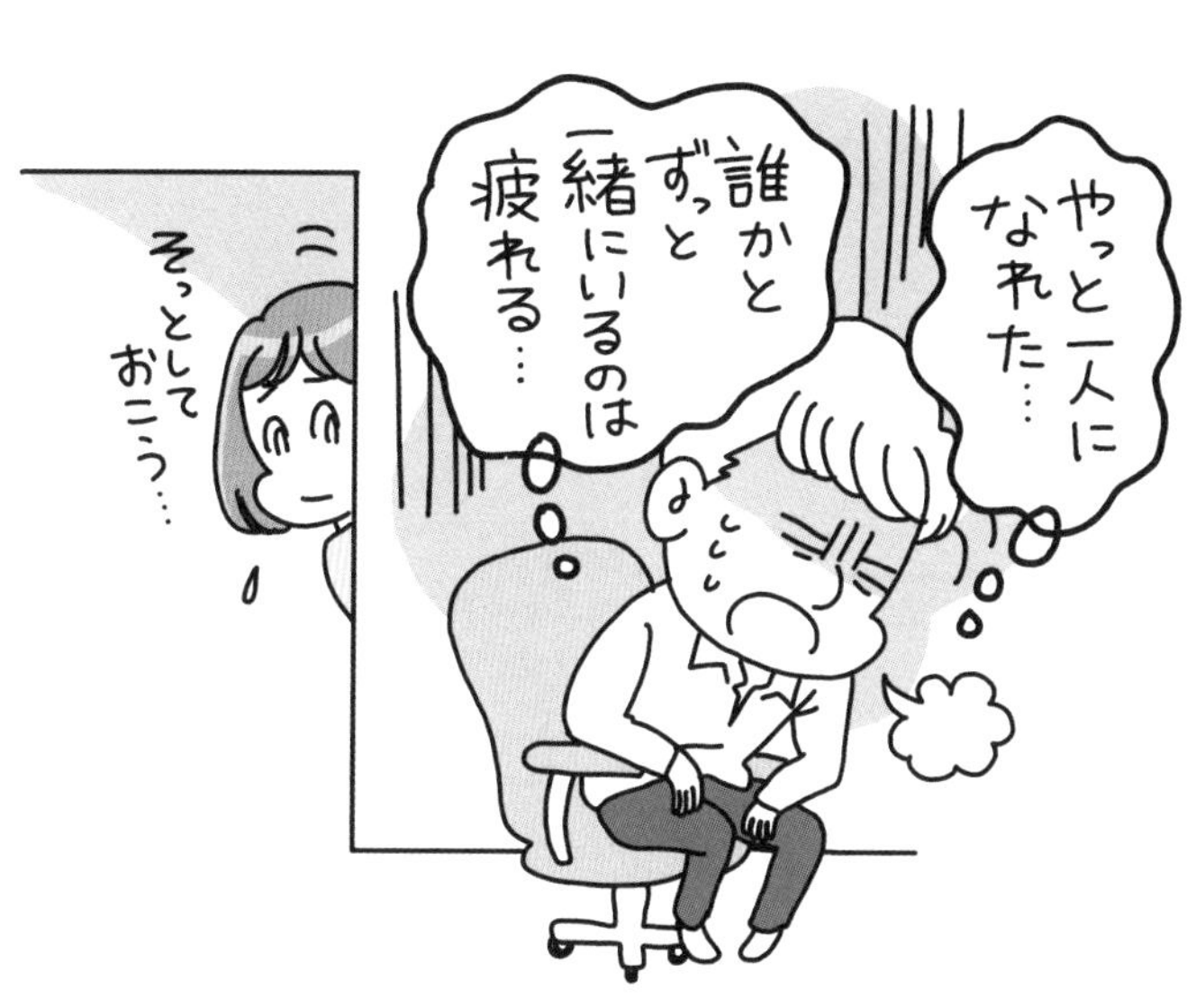
やっと一人になれた…
誰かとずっと一緒にいるのは疲れる…
そっとしておこう…

NSのやり取りも基本的にまめではありません。

人との深いコミュニケーションが苦手で、面倒なやり取りや作業は仕事だけでたくさんだと感じています。

⬇対応法

このタイプの人と暮らすときには、**空間や時間などの面で、彼らのスペースやペースを守る**ことが最も大切です。

行動をともにしたいと思ったら、たとえ恋人や家族など近しい関係であっても、あらかじめアポイントメントを取るようにしましょう。リスケジューリングの場合も同じで、彼らがルーティンを変更するときに気持ちの準備ができるよう、前もって日程変更を知らせておきましょう。

一度決めた予定をドタキャンをするのも極力避けましょう。何度も無断でそれを繰り返すと、相手の信頼を損ねることになりかねません。

相手の自由を尊重し、あなた自身も一人の時間を楽しみましょう。孤立型のＡＳＤの特性をもつ人への対応は、それくらいの距離感がちょうどよいのです。

いつも誰かと一緒にいると、彼らは窮屈に感じて逃げ出したくなります。寂しさを感じるかもしれませんが、適切な距離感を大切にして、同じ空間と時間をたまに共有しながら、それぞれに自立した人生を語り合う関係を心がけましょう。

お互いの意見が食い違ったときには、感情的にならずに論理的・具体的に自分の思いを述べ、時間を置くと、いつの間にかもと通りの関係に戻っていることが多いでしょう。

メールやSNSでコミュニケーションを取らなくてはならない場合は、**①用件のみ、②具体的に、③一回につき一つの案件のみ、④質問の形で、の四点を心がける**と、求めている返事がくる可能性が高くなります。

ASD【受動型】の傾向と対応法

どうでもよいことはさっさと決めるのに、交際や結婚、マイホーム、留学、転職など、人生を左右する大事なことはいつも決断できないのが、ASDの「受動型」です。これは将来に見通しをつけたり、生涯設計や、物事に優先順位をつけるのが苦手という特性に起因します。「今」しか見えていません。

一方で、何かこだわりをもっている部分には「これだけは、どうしても譲れない！」と強く主張してくることもあります。

基本的に受け身なので、求められたことには素直に応じますが、ときにはイヤだと思うことまで受け入れてしまい、〝静かな〟パニックを起こして何かに逃避することがあります。

⬇対応法

このタイプのパートナーへの対応策のポイントは、ズバリ！ 「**無視はしないが、大事なことを決めてもらおうと期待しない**」です。

こだわりがあること以外はすべて任せてくれるのですから、何か大事な選択をしなければならないときは、カサンドラさん本人がどうしたいのかを自分に問うて、あなたが思った通りに進めていけばそれでOK！ あなたが決めたことに、パートナーが異を唱えることはほぼありません。万一、不満を言ってきたときのために、根拠となる記録は残しておきましょう。

発達障害がある人のパートナーや家族の中には「いつも私ばかりが決めていて疲れる……たまには決めてもらいたい」と嘆く人もいますが、焦りながら彼らの意見を待つよりも、特性だと割り切って、こちらが選択・決断して進めてしまったほうが生活上のストレスは溜まりません。

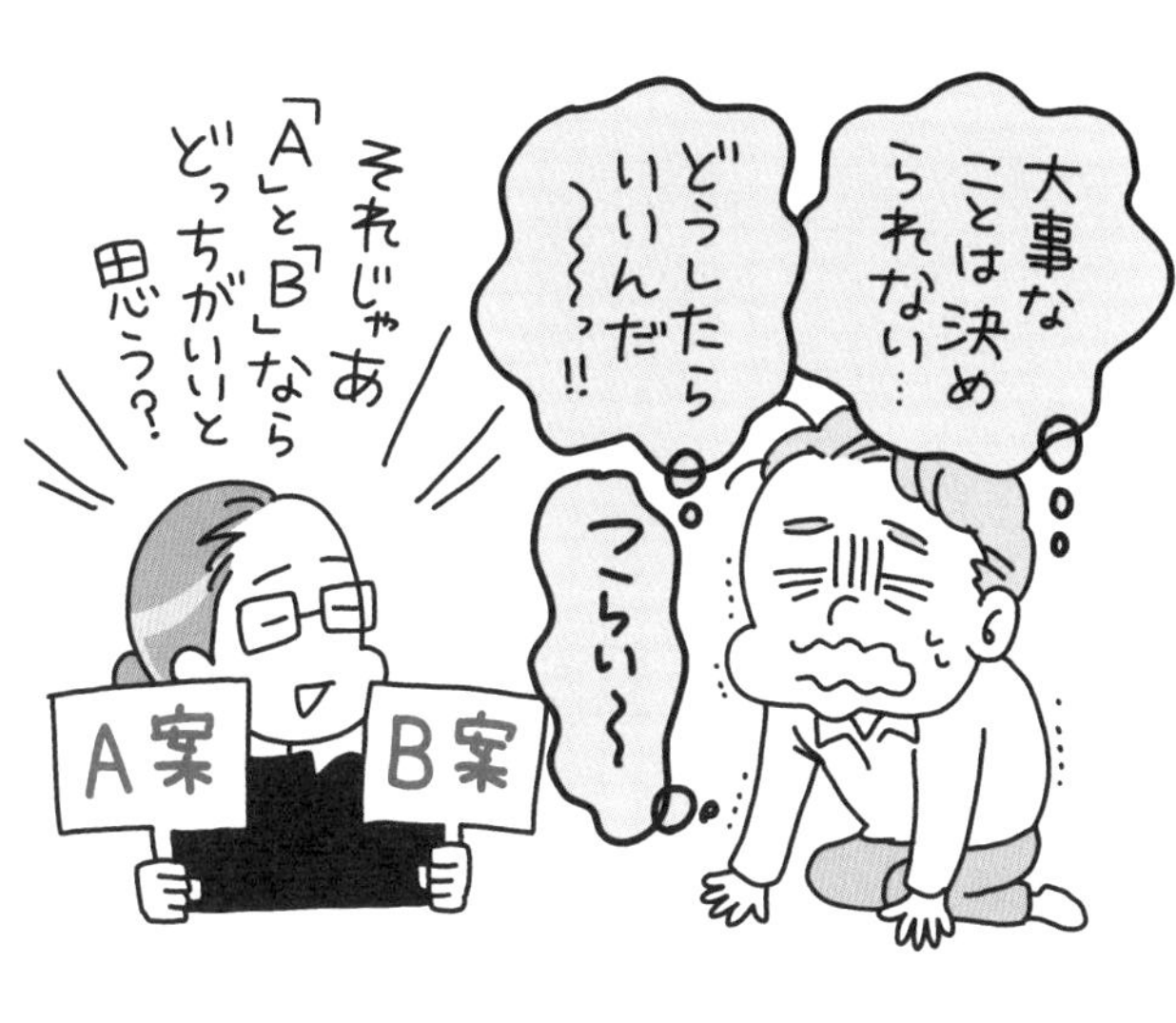
大事なことは決められない…
どうしたらいいんだ〜〜っ!!
つらい〜
それじゃあ「A」と「B」ならどっちがいいと思う？
A案
B案

ただ、自分だけではなく恋人や家族の分まで、常に主体的に選択していかなければならない立場にいると、心が疲弊するのも無理からぬ話です。「私」だけで頑張ろうとすると苦しくなりますので、パートナー以外といるときには、決めてくれる友人といることをお勧めします。

もちろん、プライベートの重要な決定を肩代わりしてくれることはありませんが、決断のきっかけとなる重要な意見やアドバイスをもらえると助かりますから。

あるいはそれぞれの分野の専門家から、決断するための参考意見をもらうようにしてもよいでしょう。

受動型のパートナーにあえて意見を求めるときには、ちょっとしたコツがあります。「どう思う?」といったオープンクエスチョン（答え方が特定されていない質問）ではなく、二者択一の形で、例えば「AとBなら、あなたはどちらがいい?」と尋ねるなど、**クローズドクエスチョン（答えが特定されている質問）を用いることで、受動型の相手でも選びやすくなります。**

カサンドラさんが自分でも迷ったときには、パートナーに決定権を委ね、選択したほうを相手の意見として物事を進めます。もし後で何か問題が発生したとしても、「あなたが選んだのでしょう」と主張したらよいのです。

最終的な決断は、どんな場合においても自分がすることを肝に銘じた上で、他人の人生の責任まで負うことはできない自分を許しましょう。

常に決断する役目を担うため、疲れてしまうことも多いですから、ご褒美時間をこまめに取って、自分自身をケアすることを忘れないでください。

ASD【積極奇異型】の傾向と対応法

ASDで「積極奇異型」の特性のある人は、いろいろなことに興味をもち、交友関係や行動範囲を積極的に広げます。それ自体は好ましい行動ですが、**能力・時間・お金・気持ちなど「容量」が足りないにもかかわらず、次々と新しいことや人脈に手をつけてしまう**ところは困りものです。

自分でも何をしているのか、現在地点がわからなくなることがよくあります。また相手の都合や意志を確認せずに進めるので、後になって問題が生じることがあります。

そして、**一方的によくしゃべります**。相づちを適当に入れながら聞いていると、展開が速くてこちらの理解が追いつかなくなることもしばしばです。

論争や論理的な交渉を好むので、人によっては頻繁にケンカやトラブルを起こす場合もあります。

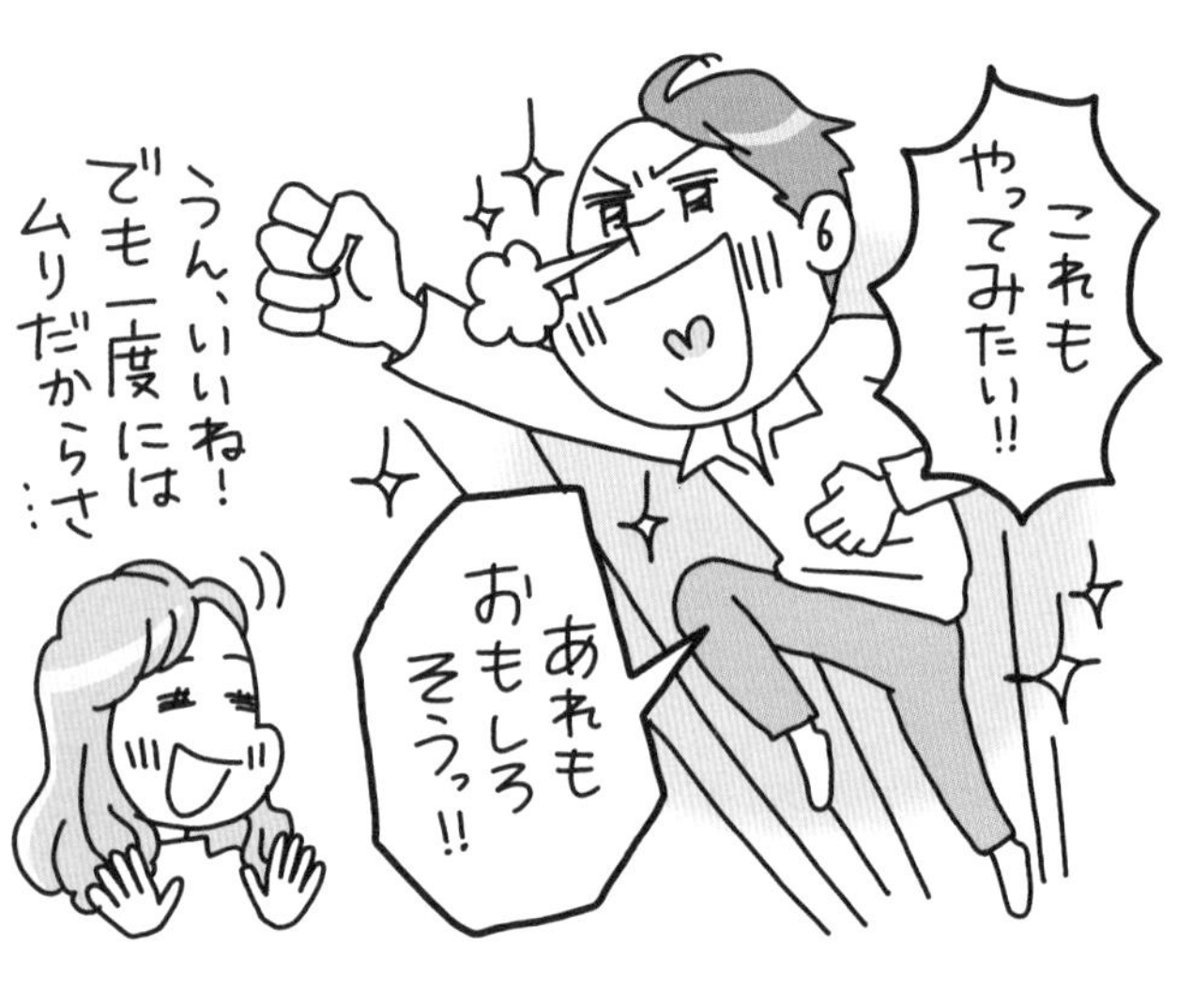
これもやってみたい!!
あれもおもしろそうっ!!
うん、いいね!でも一度にはムリだからさ…

⬇対応法

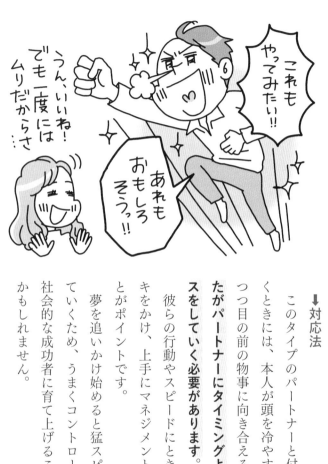

このタイプのパートナーと付き合っていくときには、本人が頭を冷やす時間を置きつつ目の前の物事に向き合えるよう、**あなたがパートナーにタイミングよくアドバイスをしていく必要があります。**

彼らの行動やスピードにときどきブレーキをかけ、上手にマネジメントしていくことがポイントです。

夢を追いかけ始めると猛スピードで駆けていくため、うまくコントロールできれば、社会的な成功者に育て上げることもできるかもしれません。

具体的には、**彼らのしたいことと、収支や時間とのバランスに問題がないかを常に尋ねて確認する**ようにしましょう。

相手がガーッとしゃべり始めたら、相手のおしゃべりに割り込んでこちらのペースにもっていき、内容を確認しながら物事を進めます。

また、暴走する彼らの行動のエネルギー源は、「誰かの役に立ちたい」という素朴でポジティブな感情です。そのため、若干おおげさに感謝の気持ちを示してあげれば、何でもホイホイとやってくれます。世のため人のためになっている社会的活動があれば、評価してあげると上機嫌となります。

その一方で〝隠れプライド高し〟なので、正面から否定するようなことを言うと急に不機嫌になったり、逆上して怒り出します。ほめておだてながら、遠回しにやさしく注意をしていきましょう。

意外に小心なところもあり、相手の怒りの感情に対して恐怖心をもっていることがあります。**乱暴で強い言葉がけもしない**ように気をつけてください。

パートナーのエネルギーに正面から巻き込まれないように注意しながら、うまく手のひらの上で転がしてコントロールすることがポイントです。

ASD【尊大型】の傾向と対応法

最後にASDの「尊大型」は、**オレサマが基本で自分がいつも正しいと考えています。否定や非難に敏感**で、相手を「敵」と判断するとすぐに反応して、論理的に責めようとします。

カサンドラさんのやることなすことすべてを否定するなど、**モラハラ行為を起こしやすい**タイプでもあります。逆鱗（げきりん）に触れて抑制のきかない状態になると暴力に訴えることがあり、家具が飛んできたカサンドラさんもいました。トラウマになりやすいので注意が必要です。

一方で、**学歴主義で社会的地位や名誉のある「権威」には弱く、**そういう相手には180度態度を変えて下手（したて）に出ることもあります。

残念ながら、お互いを尊重して付き合っていくことがなかなか難しいタイプかもし

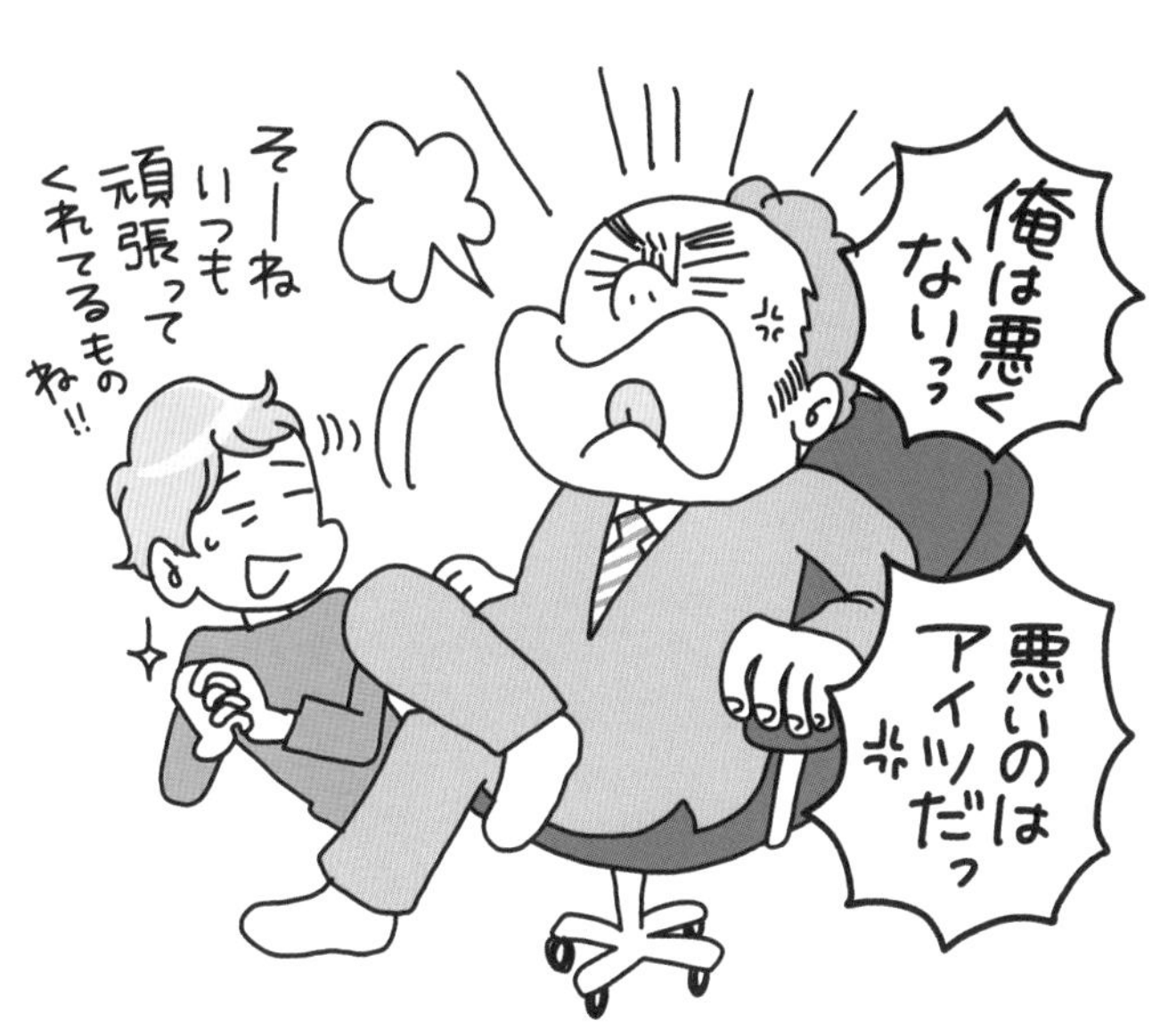
俺は悪くないっっ
悪いのはアイツだっっ
そーね いつも頑張ってくれてるものね!!

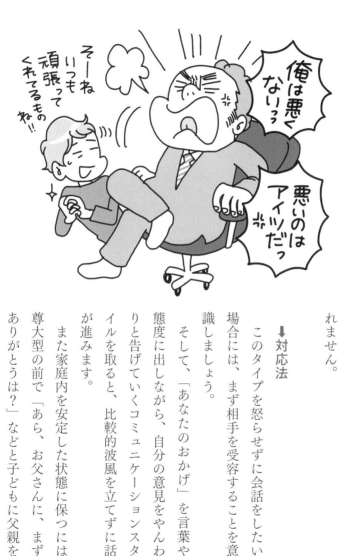

れません。

⬇対応法

このタイプを怒らせずに会話をしたい場合には、まず相手を受容することを意識しましょう。

そして、「あなたのおかげ」を言葉や態度に出しながら、自分の意見をやんわりと告げていくコミュニケーションスタイルを取ると、比較的波風を立てずに話が進みます。

また家庭内を安定した状態に保つには、尊大型の前で「あら、お父さんに、まずありがとうは？」などと子どもに父親を尊敬するようさりげなく促したり、「あなたは○○ができて、素敵ねぇ」と本人の能力をほめたりすることも有効です。

ただしその陰で、子どもや周囲の人たちには彼の特性について知らせ、フォロー・根回し・協力依頼も忘れずにしましょう。このときのカサンドラさんは、愚痴や不満を入れずに、努めて冷静に語ることが大切です。

パートナーに何かを頼みたいときには、学歴主義・権威主義の一面を利用して、肩書きのある人の発言やその著書などを引き合いに出して説得すると、スムーズにいく可能性が高くなります。

あなたが全否定される状況があまりに長く続くと、「学習性無力感」を生じ、あなた自身、そこから逃げる気力をなくしてしまいます。

「原因はお前にある」と責め立てられても、あなたが悪くない場合が多いので、そういうときはできるだけ早く第三者に相談して、客観的な正誤を確認するようにしてください。

この「学習性無力感」とは、1967年にアメリカの心理学者マーチン・セリグマン博士が発表した理論で、「回避不可能なストレス状態に長く放置されると、人は抵抗することさえしなくなる」現象を言います。

そのような状態に陥りそうであれば、あるいはすでに陥ってしまっているのであれば、カウンセリングなどを受けて専門家の助けを求めてください。暴言・暴力があるときには、命を守る行動が最優先です。

パートナーの非難に反論したり、別居や離婚の決断をするときは、「根拠」や「証拠」が必要となることがあります。

あまりにもひどい、ちょっとおかしいかもしれない、と感じた場合には、録音やメモを残し保存するように心がけましょう。後々、役立つことがあります。

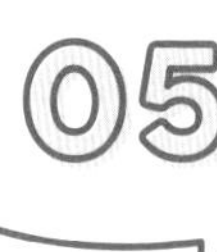

ＡＤＨＤのパートナーへの対応法

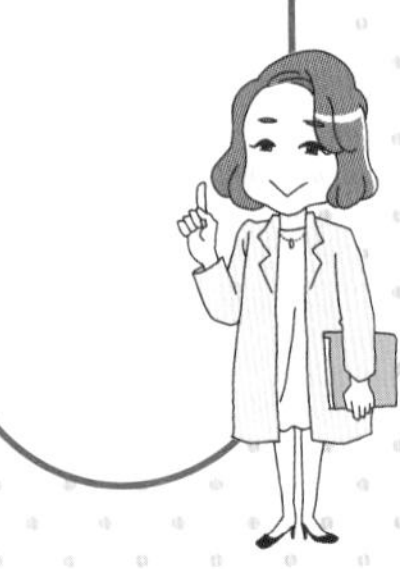

うっかりミスに要注意

ＡＤＨＤの特性傾向のあるパートナーへの心配事で、一番多いのが「**ケアレスミス**」です。重要な書類をどこかに置き忘れたり、運転中に信号を無視して交差点に突っ込んだり、と事故やトラブルを防ぐことにカサンドラさんは気を張っています。保育園の送迎バスに子どもを置き去りにしたニュースを聞くたびに、「もしかしてあの人はＡＤＨＤ？」と思うようです。

たかが「うっかりミス」と甘く考えていると、命に関わるような大事故につながる恐れもあります。あまりに頻繁に生じるようなら、免許証の取り上げや仕事の場合は異動、配置転換なども考慮したほうがよいでしょう。

人間関係においても、**報告・連絡・相談をつい忘れがちになります**から、職場や家庭で「それ、聞いていない！」ともめることになります。

でも、忘れっぽさは長所にもなります。

叱られたり言い争いをしても、次の日にはケロリとして、何事もなかったように振る舞います。周囲は拍子抜けして、びっくりしてしまうでしょう。

誰かに相談することなく自分の頭の中でだけ進行させてしまうので、周りはADHD特性があるパートナーの展開の速さについていけないこともたびたびあります。

衝動性がマイナスに働くと、すぐにキレる、がまんができないため依存症になる等の心配があります。

⬇対応法

ADHDの人は、興味・関心や考えている内容がすぐ次に移るので、必要なことは

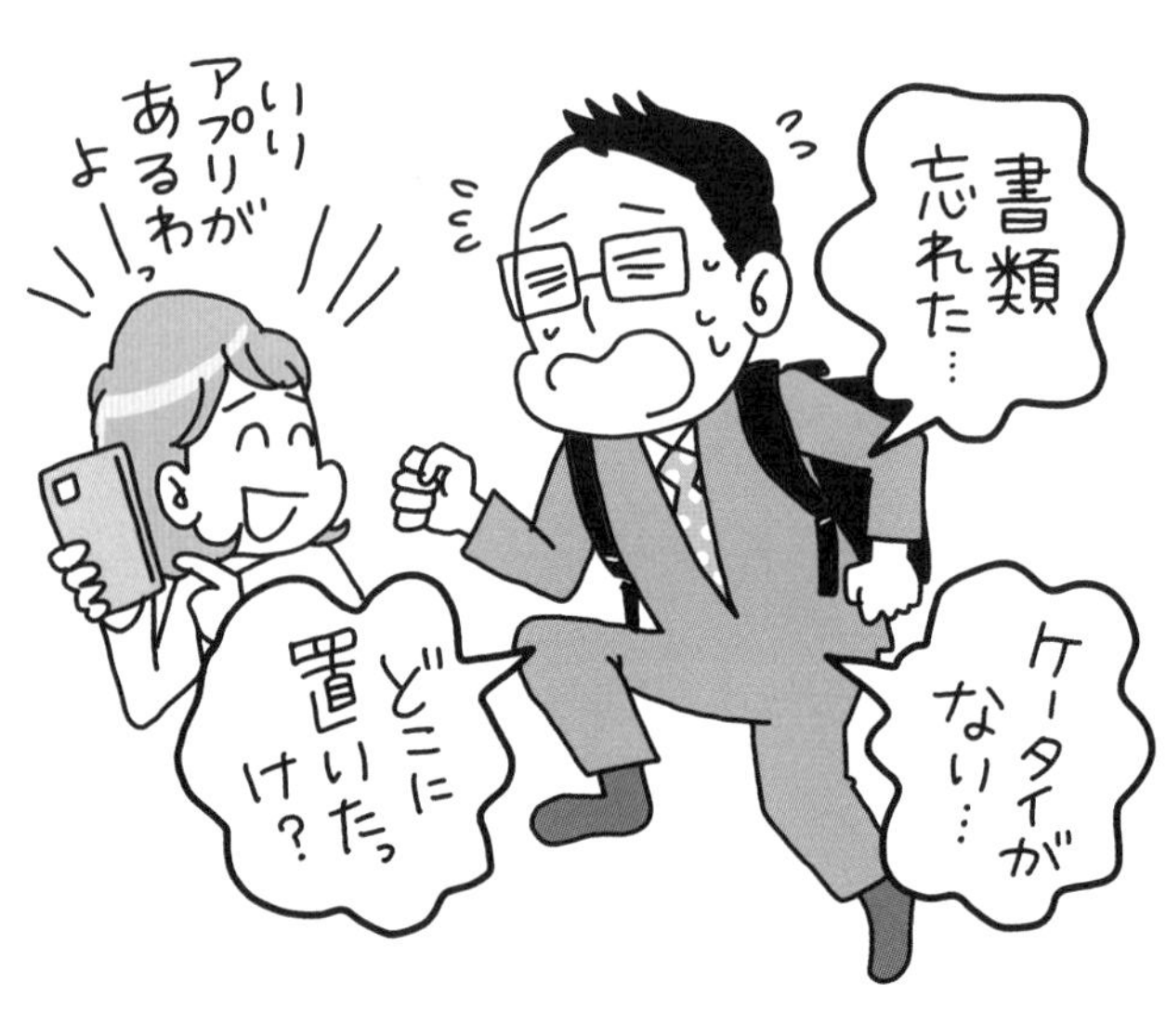
書類忘れた…
ケータイがない…
いいアプリがあるわよーっ
どこに置いたっけ?

途中でも必ず確認して、モレがないよう注意しながら生活する必要があります。

あなた一人がすべてをカバーしようとは思わずに、メモやアプリ、ＡＩなどを活用しながら、複数の目によって本人の苦手な部分をサポートするように整えていきましょう。

楽しいことが大好きで、発想が豊か、企画を立てるのが上手、という優れた面もありますが、綿密な日程調整やスケジュールの管理、予算の振り分けなど細かな事務処理と遂行能力には欠けます。

そうした役割は、他の人が担当するとよいでしょう。

また、カサンドラさんはパートナーが急にブチギレることに恐怖を感じます。**地雷がどこにあるのかがわからない**からです。

ASDのキレ方はルーティンやペースが乱されるときや、バカにされたと勘違いをしたときに多いのですが、ADHDの場合は時間に追われてパニック状態になったり、締め切りに間に合わないなどの期限や時間に関することが多いのです。

原則どちらも本人の問題であるので、カサンドラさんは別室に入るなどして放っておくとよいでしょう。そうすると、ヘルプを求めるときにはADHDのパートナーから声をかけてきます。

一つのタイプだけに当てはまるわけではない！

以上、代表的なASDとADHDのみを取り上げて、タイプ別対応法を説明しました。**発達障害の特性は、定型発達の人よりも極端に凸凹が表出しやすいだけで、100人いたら100通りの特性パターンや能力と程度があります。**

血液型占いをちょっとかじった人に「君、やっぱり！　A型の性格だもんね」と決めつけられると、何となく腑に落ちません。同様に、あなたは発達障害の○○型だね、と言われても「いや、別の側面もあるけれど」と抵抗したくなります。

人間は相手のことをわからないと、すぐに安心を求めて、枠にはめてわかったような気持ちになります。ASDやADHDにきっちり分類するよりも、あくまでカサンドラさんのパートナーを理解するための方法として、それぞれの特性に役立ててほしいと思います。

第4章

カサンドラさんの困り事「あるある」別お勧め対応法

前章では、パートナーの代表的な特性ごとに
対応法のヒントをお伝えしました。この章では、
カサンドラさんがよく困っている状況別に、
お勧めの対応法を紹介していきます。

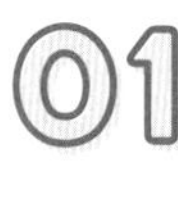

パートナーの奇妙な言動に対応するときの三原則

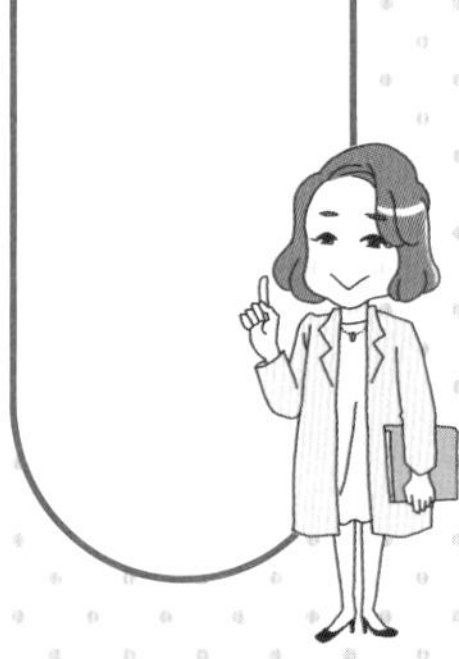

カサンドラさんの困り感を解消するのに役立つ

発達障害のあるパートナーと付き合っていくうちに、カサンドラさんはいくつもの「びっくり！」に直面します。自分の常識とは異なる、理解できない言動をパートナーがするので、どのように反応したらよいのか、またどのように状況を改善したらよいのかがわからなくなり、困惑したり悲しくなったりしてしまいます。

この章では、そうした「よくある状況」別に、取るべき対応策のヒントをお伝えします。ただその前に、**発達障害のパートナーによる奇妙な言動に対応しようとすると**

きの三原則をお伝えします。

❶ 環境を調整する
❷ スルーする（割り切る）
❸ 声かけと伝え方を工夫する

そもそも問題が起こりにくくする

一つ目の「❶環境を調整する」とは、パートナー自身で行うことが能力、機能的に難しい場合でも、安全かつ簡単に実行しやすいように、**取り巻く環境を周囲の人が整備する**ことを言います。

視力が弱ければ眼鏡をかけてもらい、教室では前の席になります。同じように、聴覚が過敏であればイヤホンや耳栓をしてもらって刺激を弱める他に、テレビの音を小さくします。触覚が鋭敏ですぐにくすぐったいと感じる人には、急に抱きついたりしないよう注意をします。外の風景が見えると気持ちが落ち着かない人には、ブラインドを閉めましょう。

このように、発達障害の特性を無理に変えようとしなくても、環境に配慮して生活しやすいように工夫をすることを「**環境調整**」と呼んでいます。どうしたら互いが上機嫌でいられるか、アイディアを出し合いましょう。

スルーは無視ではありません

次の原則は「❷スルーする」です。発達障害のある人は、どうかすると子どものような態度を取ります。かんしゃくを起こしてみたり、勝ち負けにこだわったり、大人げない主張をしながら〝かまってちゃん〟になることもあります。

こうした反応が起きた場合、**まずは「放置する」のがベスト**です。下手に声をかけて反応すると、本人の言動がさらに大げさになり演技がかってくることがあります。中には放置しないほうがよいケースもありますが、「基本的に」スルー、万一、問題が大きくなってきたらすぐに専門家に相談する、という順番で対応してみましょう。

ただし**「スルーする」と言うのは、相手を無視したり無関心でいたりすることではありません**。サポートするあなた自身が、パートナーの言動を過度に気にかけないように工夫すること、あえて放っておくこと、神経質にならずに「そういうこともあるか」と受け流すことを指しています。

カサンドラさんの多くは、しっかりしていて責任感が強く、努力家です。ただそれは、ストレスを溜めやすい性質でもあります。

パートナーの突飛な言動を意識的にスルーすることで、あなた自身のストレス値が下がります。自分のために、相手や状況を許すことがあってもよいでしょう。

「三つのおまじない」を使って役立つ対応法を探そう

最後の「❸声かけと伝え方を工夫する」ことに、あなたは一番頭を悩ませるかもしれません。まずは、何をきっかけに相手が怒るのか、どういうときに朝はスッと起きられるのか、忘れ物が続くのはパートナーがどんな心理的状況のときかなど、困った状況とそのときのパートナーの状況を記録に残していきます。その**記録をもとに、状況を改善できそうな声かけや伝え方を探していきましょう**。

前章でお話しした三つのおまじない（124ページ）は、このときにこそ役立ちます。分析の結果にもとづいて、こちらの態度やコミュニケーションの仕方などを変化させたとたんに、パートナーが激変したカップルもあります。三原則を思い出しながら、あなたの「よくある困った状況」を順に見ていきましょう。

※この本に登場するカサンドラさんの事例は、すべて本当にあったお話をもとにしていますが、プライバシーの観点から個人が特定されないよう加工・加筆しています。

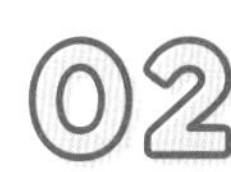

「適当」がわからないパートナーとは、どう付き合ったらいい？

当たり前のことなのにわかってくれない……

まずは、パートナーに「うまくやっておいて」とか「適当に○○しておいて」などあいまいに頼むと、その〝適当〟がどれくらいなのか、パートナーがわからないケースです。

それくらいのこと誰でもわかっているはず、とカサンドラさんは思いますが、それが〝わからない〟のが発達障害者の一つの特性である、ということを思い出しましょう。

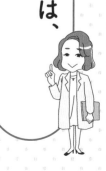

CASE 1

「適当に片づけておいて」がうまく伝わらない夫（Jさん）

朝、Jさんが出社しようとする際に、シンク周りにいくつか洗い物が残っていました。そこでJさんは、その日は有給休暇を取って家にいた夫に向かって「この辺、きれいに片づけておいてね」と頼んで出社しました。

帰宅したJさんは、驚きました。夫は皿洗いはもちろんのこと、せっかくのお休みなのに一日中キッチンを片づけし、拭き清掃をし、模様替えまでしようとしていました。

キッチンがきれいになったのは助かりましたが、頼んでいないことまで夫がしてしまうことがよくあり、「今日は少し洗い物をして欲しかっただけなのに、どうしていつも余計なことまでするのだろう」と腹立たしく感じてしまいました。

類似の事例を続けて挙げていきます。

CASE 2 面白くなり、頼んでいない作業まで始めてしまう夫（Kさん）

夫にDIY（日曜大工）を頼んだKさん。息子の机の上に、小さな教科書棚を取りつけるだけのはずでした。

ところが、その日の夜になっても、次の日の朝になっても、夫はDIYをやめません。勉強机全体のつくり直しを始めてしまい、話しかけても黙ったまま作業を続ける夫を、Kさんは薄気味悪く感じてしまいました。

いずれのケースでも妻の側は、そんなことまで頼んでいないのに、と感じています。一方で夫の側は、頼まれたことをやり切ろうとしているため、むしろ依頼された通りに実行している、なぜ頼まれたことをしただけなのに、相手にイライラされるのだろう、と不満気味に感じていることが多いのです。

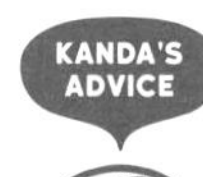

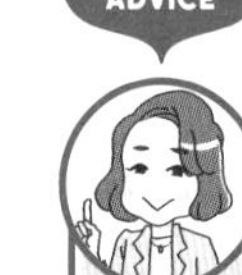

具体的に頼むだけで、ほとんどは問題解決

これらの事例は、一部の発達障害の特性により「適度・適当がわからない（または過集中）」ために発生したトラブルです。

本人に悪気があるわけではないので、何かを頼むときにあいまいな表現を避ければ、すれ違いを防ぐことができます。

また、もしカサンドラさんがそこまで望んでいない、という状況になっても、三原則の「❷スルーする」ことを心がけ、「まぁ、こういうこともあるか」と放っておくのもよいでしょう。

CASE1のJさんは夫に対して「シンクに洗い物のカップが五つあるから、今日中に、その五つを洗っておいてね」と言わなければ伝わりません。

逆に言えば、具体的に言うことでお願いしたことは何でもやってもらえるでしょう。

CASE2のKさんの場合であれば、最初にDIYを依頼する際に、どこまでやったら休憩、何時までしたら今日は終わり、という取り決めをして、その時間になったらアラームで知らせるようにしてはどうでしょうか。

加えて、**たとえ夫が意図した通りに作業してくれなかったとしても、お願いしたことを実行してくれたことに対して、忘れずに感謝の気持ちを伝えましょう。**

「あなた、いつまでやっているの？　もうこんな時間よ！」ではなく、「あなた、約束の6時になったわ、つくってくれてありがとう。でも、7時からご飯だから、いったん中断してもらってもいい？」くらいの気遣いができるといいですね。

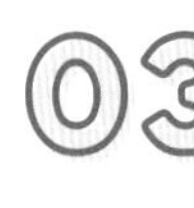

見当外れの答えが多いパートナーとは、どう付き合ったらいい？

あいまいな質問も「わからない」

前項で紹介した、カサンドラさんによるあいまいな指示から希望する細部までを「察する」ことが難しいケースと同様に、発達障害のあるパートナーが**会話の中で質問されていることについても、あいまいな聞き方では「わからない」場合があります。**

背景には、パートナーの「何を聞いているのかわからない」「他に興味がいく」「目の前のことに集中している」「一度にいくつものことを考えられない」という特性があります。

カサンドラさんが、会話はスムーズで当たり前と思い込んでいると、会話に期待しすぎて疲れてしまいます。肩の力を抜いて、気ラクにいきましょう！

CASE 3

質問しても知りたい情報が返ってこない夫（Lさん）

Lさんが夫に「今日の帰りは、仕事で遅くなるよね？」と質問したのは、夕飯を用意しなくてよいことを確認するためでした。

でも彼から帰ってきた言葉は「来週は3日間出張だよ」というものでした。

いつも言葉少な目な彼は、「来週の出張の用意で忙しいから、今夜も遅くなる」と言いたかったのかもしれません。

いつもそんな調子で、もう一度尋ね直さなくてはいけない返答ばかりで、Lさんは夫とのやり取りに疲れてしまっています。

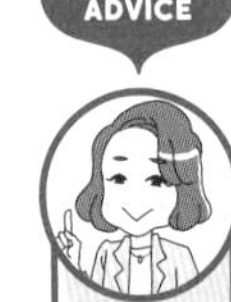

具体的かつ率直にものを言う

会話の場合にも、取るべき対応は前項のケースと同じです。あいまいな言葉には次のようなものがあります。「週末（って何曜日から?）」「2、3用意しておいて（って2なの？ 3なの?）」「もっと暗くして（ってどのくらい暗くするといい?）」「ごはんは軽めについで（軽めってどのくらいつげばいい?）」のように、判断に迷う言葉は日常にあふれています。

程度がわからない特性なら、なおさらわかりません。それならそうと割り切って、具体的に伝えましょう。

CASE3の場合は、最初からもっと単刀直入に質問しないと、Lさんが聞きたかったことを一度のやり取りで聞き出すのは難しいでしょう。「今日は何時に帰るの?」でよいのです。そうすると「夜の8時」と返ってきます。

枝葉を省いて知りたい情報を端的に聞くことがポイントです。「遅くなるの？」だと、何時からが〝遅い〟のかわかりません。

日ごろからこのような会話を意識すると、それまで、お互いに率直にものを言っていなかったことに気づきます。

空気を読めないパートナーとは、どう付き合ったらいい？

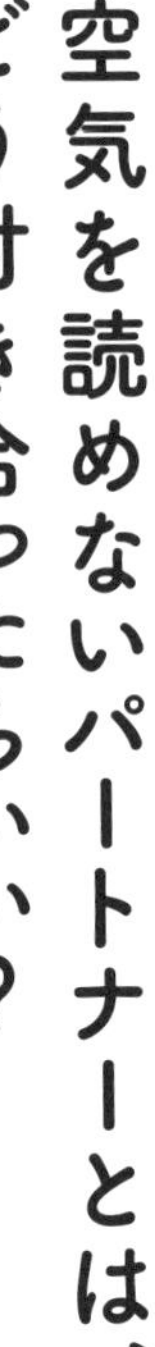
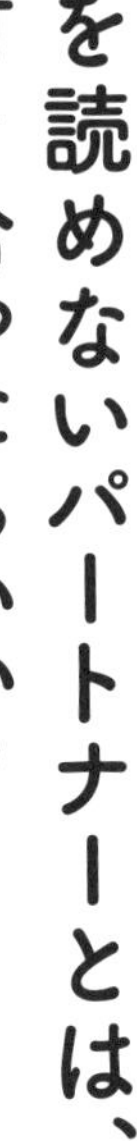

よりにもよって、今その話題!?

「どうしてこの場で、わざわざそんなことを言うの？　と思う場面が多くて、彼といると恥ずかしいんです」あるいは「話し始めたらずっとその話をしていて、聞き手がもう興味を失っているのが明らかなのに、全然やめないんです」といった相談をされることがしばしばあります。

これは言葉の行間を読むことや、その場の雰囲気を察知する能力に欠ける特性によるものです。その結果、「よくある困った状況」が引き起こされます。

次のMさんの場合も、発達障害のある人によく見られるわかりやすい特性で、カサンドラさんが「この人、どこか妙だ」と気づくきっかけになることがあります。

CASE 4

飲みの席で妻の元彼のことを話す夫（Mさん）

友だち夫婦と四人で飲みに行ったとき、お酒が入ると饒舌になるMさんの夫は突然、Mさんが今の旦那さんとの結婚前に付き合っていた男性について、次から次に挙げて話し始めました。Mさんは驚いて、真っ赤になりうつむいたまま。

本人によれば、その場を盛り上げて友だち夫婦を笑わせようとしたつもりだったそうですが、性的な話も入っていたため、ものすごく微妙な空気感になってしまいました。

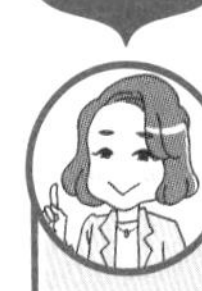

イヤな思いをしていることをしっかり伝える

こうした行動は、放っておくと繰り返されることが多いので、どこかの時点であなたの〝やめて欲しい気持ち〟を伝える必要があります。

パートナーが興味のあるテーマになると話が止まらなくなるのは、興味・関心にフォーカスしやすいために会話の際の抑制機能が働きにくい特性からです。

会話の相手が飽きていたり、時間がなさそうにしていることにも気づきません。相手の気持ちを汲み取りにくいのも特性の一つです。

ですから、**何かの話題を話すのをやめて欲しいのであれば、はっきりとそう伝えないと相手にはわかりません**。イヤそうな表情をしたり、目配せをしたり、ひじで小突いたりする程度では気づいてもらえません。察することは期待できないので、言葉で明確に伝えることが必要です。

具体的には、「ちょっと、あなたの○○についての話はもう15分も続いている。自分ばかり話さずに、私の話も聞いて欲しい」「○さんはもうお帰りになる時間よ。また今度にしましょう」などと、話に割り込んでパートナーの話を止めるようにしましょう。

話が流れるように進んでいって途切れないときには、「ちょ、ちょ、ちょ、ちょっといい？　このことは、こうだよね？」と少し強めの口調で確認してから自分の話にもっていくと、あなたのペースに戻すことができるでしょう。このときに相手の気持ちを考慮して「△△の話には興味があるから、またの機会にもっと聞かせて」と言うと、さらに関係改善は進みます。

CASE4では、本来であればマズい方向に話が流れ始めた段階で、Mさんが強引に話を変えるか止めるかすべきでした。

それが間に合わなかったときでも、後で夫に注意するとよいでしょう。

まず、性的なことは冗談でも他人には言わないことを約束してもらいます。おそらく夫は「どこがだめなんだ？」と開き直るでしょう。本人は自分なりの理屈で、面白い、よいと思ってやっているからです。

その際に「私がイヤだからイヤなの！」と感情論で泣き叫んでも、おそらく聞き入れないでしょう。**発達障害のある人の多くは相手の感情の機微を把握することが苦手なので、感情に訴える言い方はピンときません。**

感情を根拠にするにしても理屈をからめて説得するほうが効果的です。「あなたの性的な冗談は少し趣味が悪い。それを公的な場面で言われると、相手も引いてしまうし、何よりも私がすごく恥ずかしい思いをするので、やめて欲しい」という感じです。また「性」を大切なこととして扱っているという思いを、「性をタブー視するつもりはないけれど、パートナー以外の人の前で面白おかしく話すことでもない」という形でしっかり伝えてみてはどうでしょうか。

さらに、**うっかり同じことをした場合に備えて、例えば手首をつかんで知らせる、等のサインを決めておきましょう**。本人が興に乗っていると気づきにくいので、やや刺激の強い明確なサインにしておくのがよいでしょう。

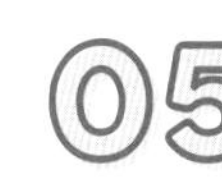

都合が悪くなると逃げてしまうパートナーとは、どう付き合ったらいい？

そのとき、あなたのことは頭から消えている

カサンドラさんはパートナーのことを「精神年齢が小学生くらい」と表現します。「いい大人なのに、どうして〝かまってちゃん〟になるの？」「どうしてそんな見えすいた嘘をつくの？　バレバレなのに」ということはありませんか？

発達障害のある人は、裏で自分ばかりが利益を得るような悪企みはできない人たちです。同じ嘘であっても巧妙に計算されているものではなく、「あっ、まずい！　見つかった！　怒られちゃう！」という気持ちのままに、慌てて隠そうとしているよう

な状態でしょう。

このように自分に都合が悪くなると、小学生が取るような行動を大人のパートナーがすることがあります。例えば、「ふら〜っといなくなる」です。

断りもなくいなくなるときに、発達障害特性のある人の脳裏には次のような感情が交錯します。

- 何かを言われても言い返すのが苦手だから、叱られると都合が悪い
- 怒りのエネルギーそのものが嫌いだ
- どうせわかってもらえないだろう
- これは相手の問題だから
- だって今はこれをしたいから

加えて、他人に共感しにくい特性も関係します。今ここで自分が消えることで、パートナーが心配したり怒りや戸惑いを感じることまで配慮できないのです。

発達障害のある人が争いを避ける背景には、叱られ非難されてきた過去体験があります。

そうした典型的な例を二つ紹介します。

CASE 5 必要なときにその場からいなくなる夫（Nさん）

Nさんは、パートナーが必要なときに限ってその場からいなくなることを奇妙に思っていました。彼がいなくなるのは、きまって自分に不都合な状態になったときです。

最初にそれが起きたのは、会社の同僚との浮気疑惑が彼にもち上がり、Nさんが問い詰めたときでした。

その次は、育児についてNさんと姑で意見が衝突したときです。味方をしてもらおうと後ろを振り返ると、夫の姿がありません。後で尋ねると、タバコを買いに行っていたそうです。

このように、大事なときにはいつも〝そこ〟にいないので、Nさんはだんだん彼のことを信頼できなくなってきています。

CASE 6

相談しても決断・行動してくれない夫（Oさん）

Oさんには結婚して以来、ずっと不満に感じていることがあります。

夫は、結婚前はとてもリーダーシップがあって決断力のある人だったのに、今は何一つ決めようとしてくれないことです。

隣の家から、自宅の敷地内に侵入してくる木の枝をどうにかして欲しいと何度も連絡がきても、「うん」と言ったまま行動しない。子どもが受験に失敗して、今後について話し合おうとしても〇さんまかせ。夫の母親を入所させる施設について相談しても、「どうにかなる」とまったく関心を示しません。
〇さんは「私たちのことなのに……不誠実！」とむっとしています。

KANDA'S ADVICE

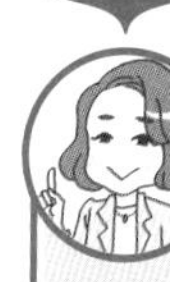

怒りの向こう側。こちら側が切り替える

特性は生まれつきの性質なので、ある程度こちらの割り切りが必要です。困っている状況の場合には、パートナーをどうにかしようと期待するより、相手を育て直すように「上書き」していきましょう。

そう言うと、周りから「子どもだけで十分なのに、夫も育てなくちゃいけないの……」と落胆のため息が聞こえてきそうです（中には、子どもを授からなかったので、夫を子どもだと思って育て直しをしてみます、と言った人もいましたが）。大変ではありますが、言う通りになる長男長女を授かったと思って、ルーティン化して彼らの「すべき業務」にしてしまうのです。

また、大事な選択の場面で頼れないため、それまでの愛情が薄まってしまい、怒りが湧く気持ちは十分にわかります。でも逆を言えば、あなたに有利なように決定できるのです。途中で「決断」自体に疲れることはありますが、ときが経てば、これでよかったのだとわかるでしょう。

今は、「あの人は、子どもみたいなものだから仕方がない」と自分の気持ちに区切りをつけて対応していくしかありません。

CASE5のNさんは、彼のことを「うちの逃げ恥さん」と呼んでいるそうです。

この「逃げ恥」は、人気ドラマのタイトルにもなりましたが、ハンガリー由来のことわざからネーミングされています。省略せずに言うと「逃げるは恥だが役に立つ」であり、「自分の戦う場所を選べ」という意味です。

自分の置かれている状況に無理矢理しがみつく必要はないのだから、自分の得意なことを活かす場へ逃げてもいい、逃げることも選択肢の一つだ、というメッセージです。

Nさん自身も、習い事が続かなかったときや就職先を変えるたびに、親から「逃げてばかり」と非難されてきました。

夫の母親を見ていると、自分の親に似ているようにも感じます。それを思うと、夫も逃げてはいけないと言われて傷ついて生きてきたのかな、とひとりごとのように言いました。

もちろんNさんが彼の気持ちを汲むまでにはいくつもの修羅場がありましたが、少しずつ気持ちに整理をつけて、ストレスが溜まったときには自分にご褒美をあげたり（この間は一泊5万円もするホテルに一人で泊まったようです）、一時的に彼と距離を取ったりしつつ、なんとかうまくやっていきたいと努力しています。

CASE6では、せっかく結婚して一つの家庭を築こうとしているところにこれでは、Oさんだって腹が立つでしょう。そもそも家庭とは、夫婦がともに考え、ともに決めながらつくり上げていく世界ですからね。

でも、そうできない人に期待し、求めても虚しいだけです。**残念ながらパートナーはこの点については同じ価値観を共有していないと割り切って、さっさと前に進むほうが合理的**です。

Oさんの場合は、離婚こそしませんでしたが、ある時点から夫を「あてにしない」と自分に言い聞かせるようにしました。エネルギッシュに自分からママ友や塾に相談して、子どもの受験については翌年、希望の大学に合格しました（もちろん、お子さん本人の努力が大きいのですが）。

興味深いのは、マイホームは当初「都会のマンション住まい」を希望していたのに、不動産を調べるうちに「自然の多い土地に一軒家を建てる」のもいいかもしれないと夢を新たにしたことです。結局、姑も含めた家族全員で地方都市に引っ越しました。

夫はOさんの決断に異を唱えることはほぼないそうで、Oさんは夫を〝言いなり君〟と呼んでいます。引っ越しにも同意して荷物を詰めてくれて、一緒に楽しそうに暮らしています。

カサンドラさんのパートナー操縦法に、これ！　という正解はありません。事例を参考に、自分の心を大事にしながら、それぞれの状況に対応して試行錯誤してみましょう。

06

ケンカになると黙り込むパートナーとは、どう付き合ったらいい？

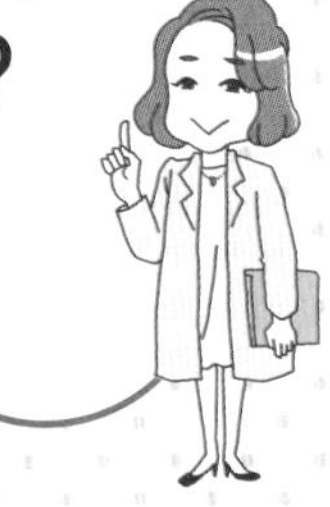

深いコミュニケーションが取れない！

前項の「都合が悪い場面から逃げ出す」のと同じように、言い争いやケンカの場面になると黙り込んでしまうという「よくある困った状況」があります。

CASE 7 ちゃんとした話し合いができない夫（Pさん）

「夫はケンカや突っ込んだ議論になると何時間でも黙ったままで、意見や考えを聞くことができない。何を考えているのかわかりません」と訴えるPさん。

相手が黙っているので、次々と質問や意見で問い詰めるのですが、そうすると夫はますますPさんのことを無視したり、自室に閉じこもったりしてしまいます。

そのままだと何日も沈黙が続いてしまうので、何も結論が出ないままPさんが根負けして終わることが多くなりました。家庭とは、いろいろなことを話し合って決めるべきだと考えている彼女にとって、議論を避ける夫はずるさやフラストレーションを感じる相手でしかありません。

KANDA'S ADVICE

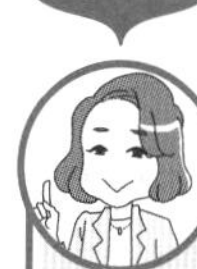
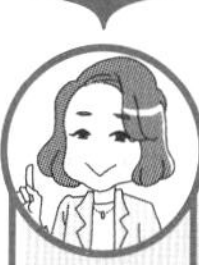

相手の処理能力を越えないように質問すると答えが返ってくる

自分にとってまずい状況に陥ったり、失敗を責められる状況になると、その場から逃げ出すのではなく、まるで貝殻にでもなったように黙り込むパートナーも少なくありません。

この黙っている状態を「**凍りつき**」と呼びます。本人の心境は「何を答えたらいいのかなぁ」「ぼ〜っとしてしまうなぁ」「パートナーの言っていることがよくわからない」であり、頭の中は真っ白です。つまり、答えを理論的に組み立てて整理できる状態ではないということです。

あるいは、争いを避けようとする気持ちから「何を言っても聞いてはくれないだろう」「言いたいことはあるけど、それをうまく言えそうにない」「言い返してケンカをしたくない」と考えていることもあります。

いずれにせよ発達障害の特性から、**緊張感のある状況の中で話し合ったり、テンポよく会話することが難しい**のです。一種の防御反応として黙り込んでいるのでしょう。

凍りついている相手に対して、さらに次々と質問して問い詰めたところで、期待するような言葉や反応は返ってきません。

一般に、女性は会話を通してお互いを理解することを好みますが、男性、特に発達障害の特性傾向のある男性は、会話を苦手とするところがあります。

そのため意思疎通のためには**口頭による会話にこだわらずにSNSやメールを使う**ことも、一つの手段です。メールやSNSなら、じっくり考えて対応できるため、相手の考えを聞いたり、お互いの心を通じ合わせることも可能です。

また、**質問するのは一回に一つの用件だけと注意しながら、パートナーの機嫌のよいときを見計らって問いかける**ようにすると、相手の答えや考えを聞き出しやすくなります。

CASE7のPさんにも同様の対応をしてもらったところ、まだまだ不満はあるそうですが、以前よりは夫の考えていることが理解できるようになったそうです。

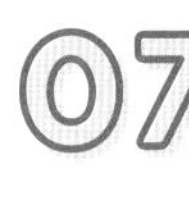

五感の感覚がずれているパートナーとは、どう付き合ったらいい？

「感覚過敏」と「感覚鈍麻」

発達障害の特性の一つに「**感覚過敏**」があります。これは、光や音などの刺激にとても敏感な状態のことです。

例えば電車に乗っているときに香水の匂いで体調を崩す、人の話し声が気になって仕事に集中できない、食べ物の好き嫌いが激しいなど、嗅覚や聴覚、味覚だけでなく、視覚や触覚などいわゆる五感のいずれか一つ、あるいは複数が過敏なために、日常生活や仕事に支障が出る状態を言います。

ＡＳＤの特性が見られる私の女性クライエントは、触覚の感覚過敏があるため、「友だちに勢いよく抱きつかれると、くすぐったくてびっくりする」と話してくれました。指で背中に字を書き、何という字であるかを当てるゲームがありますが、おそらくそれもイヤがるでしょう。

逆に五感の一つ、あるいは複数が極端に鈍い「**感覚鈍麻**」もあります。エアコンを入れていない真冬の部屋で薄着で過ごし、手足を触るとびっくりするほど冷たくなっているのに、本人は「別に寒くないよ？」とケロリとしていたりする症状です。

肩を揉むと石かと思うくらいに硬くなっているのに、「肩なんて凝っていない」と言ったり、外から帰ると冬なのに部屋の中が真夏のように暑い。どうしたことかと思ったら、ヒーターをつけながらテレビゲームに熱中していたため、適度な暑さを感じられなくなっていた、という状況が感覚鈍麻な人にはよく見られます。

このように五感における感覚が普通の人と大きくずれ、日常生活のハンディキャップとなることが多いのが発達障害の特性です。

カサンドラさんから、パートナーの感覚過敏や感覚鈍麻によって自分たちの生活にも影響が出ている話はよく聞こえてきます。

CASE 8

気圧の変化に敏感なパートナー（Qさん）

Qさんのパートナーには、夏の台風や冬の低気圧が近づくと偏頭痛が起こります。痛み止め薬を服用しますが、継続的に二、三ヶ月は機嫌の悪い日々が訪れます。

同時期には光や音にも敏感になるため、TVの音がうるさいと怒鳴ったり、朝、目覚めるときにカーテンを開けると「閉めろ」と憂鬱(ゆううつ)そうに言います。めまいも激しくて起き上がれないこともあります。

CASE 9

暑い夏の日でもエアコンをつけない夫（Rさん）

カサンドラ症候群に陥っているRさんの夫は、どんなに暑い夏の日でもエアコンをつけません。結婚してからわかったのですが、寒いのがとても苦手なので冷房を入れるのが好きではない、と言い張ります。

夏の気温が高い日には、一緒にいると熱中症になりそうなので苦情を言っていますが、頑として聞き入れず、エアコンのスイッチを入れません。

子どもたちは子どもたちで暑いと不満を訴えるため、費用はかかりますが、夫以外の家族の各部屋にエアコンを取りつけました。

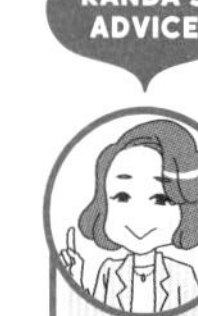

説得しようとせずに環境調整で対応しよう

CASE8のような**感覚過敏のトラブルは、発達障害ではない人の理解と協力なしには解決しません。**

感覚過敏のある人のつらさは想像以上です。

でも、感覚過敏のない人には、そのつらさは〝共感〟しにくいのです。カーテンを開けて、朝の陽ざしを入れようと善意でやったことがパートナーから叱られる……なんて、悲しいことでしょう。

とはいえ感覚過敏の状態に陥ると、ラジオから流れる音が実際より数倍の大音量に聴こえたり、テレビや部屋の明かりがまぶしくて目を開けていられないこともあるそうです。

他にも、冬で足が冷たくなっても靴下を履かないというパートナーがいます。感覚過敏の場合は、靴下の素材が足に当たるとチクチクしてイヤだという理由もあれば

（この人は、せっかく妻が編んだセーターを毛糸が好きじゃないという理由で着用しません）、感覚鈍麻から「足が冷たいと感じない」と主張する人もいます。

危険なのは感覚鈍麻です。胃が痛くなるほどストレスが溜まっていることに気づかず、胃潰瘍（かいよう）になって初めて病気に気づく人もいます。そのため本人が気にしていなくても、事故や病気につながる危険性があるので、周囲が気をつける必要があります。

無理強いをする方法より、**あくまでも落ち着いて論理的に話をして、環境を調整するほうがよい**でしょう。

CASE9については、パートナーが内科を受診して身体の温度調節機能に問題があることがわかりました。

夫がそういう体質だと理解したRさんは、それから料理のメニューは身体を温めるものに替えました。そして、夏はアナログ的な方法（氷や冷やしたタオル）で、冬は遠赤外線商品や床暖房を活用しながら、時間をかけて体質改善に取り組みました。

相変わらず、夫はエアコンはつけないそうですが……。

家族それぞれの部屋には、エアコンを設置することで状況に対応しました。この方法は、この章の最初に紹介した三原則のうちの「❶環境を調整する」に該当します。

余談ですが、Rさんの夫は趣味がサウナだそうです。ホットヨガもそうですが、体温調整に効果的なことを、知らないうちに生活に取り込んでいたのですね。

ちなみにこうした感覚統合（外からの刺激を自然な形で取り込みコントロールできる機能）のズレは、幼少期に気づくことができれば、トレーニングによってある程度までは回復します。

大人になってからでも、トランポリンやジャングルジム、キャンプなど、身体を使うレジャーやエクササイズを通して学ぶことはできますし、最近では感覚の調整をすることを意図したアプリなども出てきています。

長期的にはこうしたトレーニングや進化するアイテムを補助機能として使いながら、家族やパートナー間で感覚のすり合わせを図っていくことも、選択肢の一つになるでしょう。

環境をうまく調整できれば、問題の多くは解消する

こうしたパートナーの感覚過敏や感覚鈍麻で悩んでいる人は、予想以上にたくさんいます。

もう一度繰り返しますが、**感覚過敏や感覚鈍麻による問題は、環境をうまく調整できれば多くが劇的に改善します。**

例えば、私のもとへ「パートナーが怒りっぽい」という悩みで来所した人がいます。話を聴いていくと、「あら？　その方には感覚過敏があるのではないかしら？」と気づきました。食べ物のにおいをすぐに嗅ぎますし、光がまぶしい夏になると疲れやすいと言うのです。おまけに雨が降る前になると、朝起きられません。

そこで、まずは偏頭痛やめまいの専門外来のある医療機関へ行って薬を処方してもらいました。

加えて、時間によっては部屋の照明の明度を落としたり、それまでの昼白色の蛍光

灯から、温かみのある暖色の間接照明に替える等の配慮をしました。

そうするうちに、パートナーのイライラする回数が減っていきました。原因の多くが感覚過敏からくるものでしたので、こちらが環境を工夫するだけで、怒りっぽいパートナーが〝変わった〟ことになります。


感覚過敏や感覚鈍麻に限らず、発達障害に多いとされる身体的症状は、環境の改善によってつらさがかなり緩和されます。できるならば自宅だけではなく学校や職場にも働きかけて、より快適に過ごせる環境を整えていきましょう。

ある支援学級では、音に対して敏感な子たちのためにイヤホンと耳栓の使用を許可しました。すると生徒の集中力が増して、机に向かう時間が延びたそうです。

入浴が苦手な場合には、お湯の温度調整や入浴時間の工夫の他にも、テレビを取りつけた家庭もありました。その際にアロマオイルも効果がありますが、においに関しては好みが大きく分かれるため、必ず本人が選んだ香りを使いましょう。

花粉症以外にも環境が変化しやすい新年度の始まりは、アトピーや胃腸障害、自律神経失調症、チック症状が増悪することも知られています。予防薬があるのなら、あらかじめ薬を飲んで体調を整えましょう。

発達障害のある人を取り巻くあらゆるものに働きかけて、少しでも過ごしやすい環境を演出することが「環境調整」です。特性を１００％許容して協力していく姿勢が大前提となります。

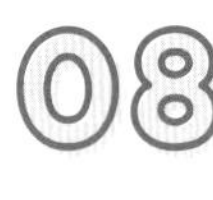

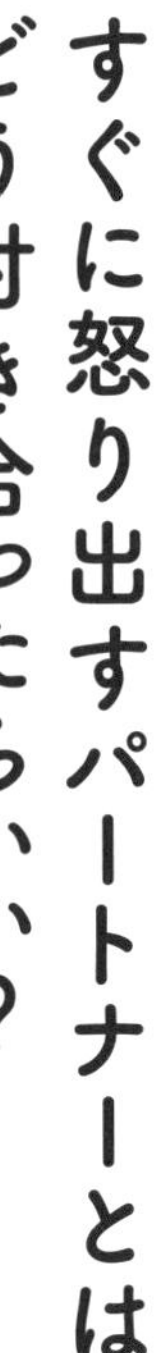

すぐに怒り出すパートナーとは、どう付き合ったらいい？

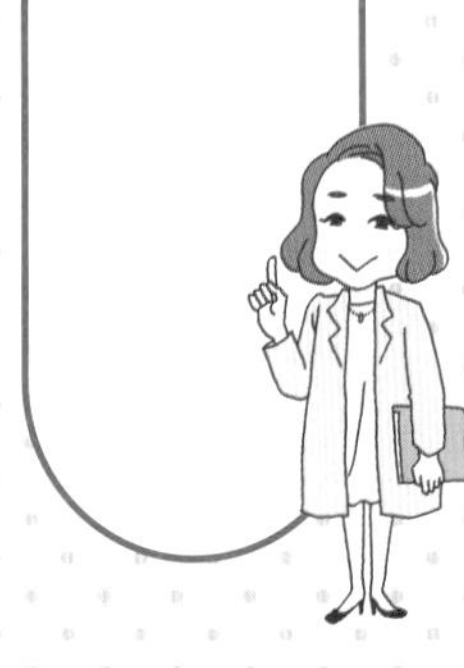

とにかくがまんができない……！

怒りとは、どのようなものでしょうか。

たくさんの感情のうち**「怒り」とは、当然「こうするべき」という価値観があって、それが叶えられないときに起こる感情**です。不条理な現実とは別の「理想の世界」がその人の心の中にあって、その理想通りにいかないとき、周囲に攻撃的な態度を取るのです。

怒りを顕わ（あらわ）にされると周りもイヤですが、何よりも本人の心身に負荷がかかります。

病気になって早死にしたくないのなら怒りを抑えたいところですが、発達障害って脳の抑制機能障害ですから、人によってはうまく怒りをコントロールできません。

次に挙げる事例も参考にしながら、対応策を考えてみましょう。

CASE 10

外面はいいけれど家ではとにかく怒りっぽい夫（Sさん）

結婚してからわかったことですが、Sさんの夫はとにかく怒りっぽい人です。外ではいい人を演じていますから、愛想よく見られます。でも、うちに帰ってニュースを見ている最中に子どもが話しかけると、すぐにブチギレます。

また、食卓に出した料理の品数がいつもより少ないと言っては怒鳴ります。

長期休暇の前は地獄です。息子の通知表を見て、成績が下がると「何をやっているのか！」とSさんともども叱りつけます。彼がキレるときのトリガー（引き金）がわからず、Sさんは怯えながら日々を過ごしています。

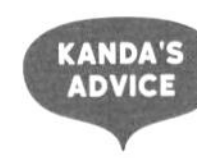

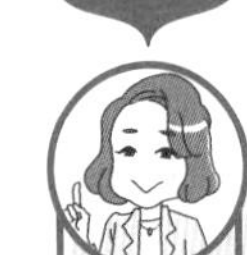

パートナーを分析して、自分なりの折り合いをつける

CASE10のSさんの夫は、「真剣にテレビを観ている人には話しかけるべきではない（自分のペースを乱されたくない！）」、「料理の種類はたくさん出すべき（食事をつくるとはそういうもの！）」という理想の価値観をもっています。

さらに「自分の子どもは成績がよいのが当たり前」という思い込みがあります。だから、これらが満たされないときに怒ります。おそらく他にも、彼なりの「〜すべき」「〜してはならない」があるのでしょう。一般的に考えると、その数は多いでしょう。

Sさんは、彼の母親も夫と同じような怒り方をすることに気がつきます。なのでSさんの夫の怒りグセは、抑制機能障害に加えて、育ってくる中で身についた「**べき論**」によるものなのかもしれません。

「幼少期の夫は、より強い人（母親）に従わなくては、家庭では生きてこられなかったのでしょう」とSさんは語っていました。

このような攻撃的な夫と暮らす妻は、日常的に精神的虐待を受けているようなものです。**自分の心の健康に気を配りながら、「ここまではがまんする」「ここまでやったら家を出る」など自分に限界を設け、毎日を暮らしていくことが求められます。**

あるカサンドラさんは「『いつでもこんなヤツ、捨ててやる！』と思っていないとやっていられません」と怒りました。

「相手が勝手に怒っているだけ。ストレスで絶対に長生きしないでしょう」と日ごろから考えるようにして、「夫にかけてある生命保険の証書をお守りにして過ごしています」とまで言ったカサンドラさんもいました。

Sさんの場合は、自分と子どもたちの心身を守るため、最低限パートナーが好む番組中は声をかけないというルールを決めたり、料理は量が少なくても品数が多いように冷凍を活用する、下ごしらえをしておいてすぐに出せるようにするなど、とりあえず夫を怒らせないで済む関わり方を工夫しました。

また、子どもの成績などについては急に怒鳴られるとドキドキしますから、反省点とその根拠、今後の改善点などを子どもにあらかじめ紙にまとめさせておいて、こちらから先に話すようにしているそうです。怒りっぽい人は、急な反撃に弱いところがありますから、こちらのペースで先回りするのもよい方法です。

また、**怒りの背後にある「理想の価値観」を本人が必死に守ろうとしていますから、そこを評価しつつ夫に感謝したり、ほめたりすることも併せて行いながら話す**と、夫の機嫌を損ねることなく話せるのだそうです。

今後、夫の怒りが暴走してSさんや子どもに暴力を振るうことがあれば、そこまではがまんできないと決めて、離婚することも考えているそうです。

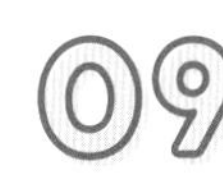

経済的DVをしてくるパートナーとは、どう付き合ったらいい？

自分は棚に上げて細かくチェック

発達障害の中でADHD特性のある人は、その衝動性の強さから、考えなしに商品を次々と購入してしまうことがあります。ASD特性のある人は、執着や〝のめり込みやすさ〟が懸念されます。

その結果、借金を抱えたり、詐欺師にだまされたり、ギャンブル依存に陥ることもあります。そして失敗に懲りることで、一転して節約の鬼やポイントマニアになることがあります。

このようなケチケチモードに入ると、カサンドラさんに対してもお金に細かく、シビアな要求をしてくるなど、**「経済的DV」**をすることがあります。

CASE 11

妻に自由にお金を使わせない夫（Tさん）

Tさんは、夫から経済的DVを受けていると感じています。

夫自身は、仕事に必要だとブランド物の洋服購入や、出張にも制限なくお金を使うのですが、生活費に関しては月8万円を毎月渡す代わりに、細かな家計簿をつけるようTさんに申しつけ、月末になると使った商品について逐一チェックしてきます。

8万円では足りなくなった場合には、それまでの家計簿と領収証を夫に見せて、詳しく説明してからでなければ追加のお金を渡してくれません。

一方で、夫は趣味のギターを知らないうちに何本も買っています。とても自己中心的な発言や行動が多く、Tさんがどんな思いをするか気にも留めません。

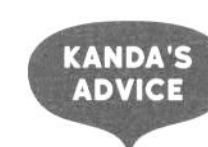

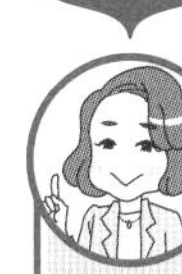

自力解決や論理的な説得、それでもダメなときは……

CASE11のTさんの夫には、自らの欲しいものは制限なく購入する抑制機能障害があると思われます。それでいて節約の気持ちもあり、それが妻であるTさんに向かったのでしょう。

Tさんは、生活費の必要性について何度も何度も論理的に説明しました。夫はその月は納得してくれますが、次の月になるとまた執拗に問い詰めてきます。

耐え切れなくなったTさんは、自分で働きに出ようと決め、それからの生活費は自分の働いたお金で不足分を補っているそうです。

幸いなことに夫には借金がありませんでしたし、マイホームの住宅ローンや子どもの学費などのまとまった費用については夫が支払ってくれましたので、それでよしとしたとのことです。

Sさんの場合、**夫の特性を変えるのはあきらめて、さっさと自分で状況の改善・解決に動きました**。あなたも経済的に自立していて問題ないようであればよいのですが、それが難しい場合には、**パートナーと根気強く交渉する**しかありません。

前項の怒りを抑えられない人と同じように、相手のことを認めたりほめたりしながら、倹約や無駄遣いの防止をパートナー自身に約束させることが重要です。そのために、パートナーの頭の上がらない切り札（上司や親など）を用意しておくのも方法の一つです。

それでもパートナーが借金や依存などの大きな問題を引き起こす場合には、カサンドラさんがパートナーの後始末をするとかえって問題が複雑になります。

自分の力で返済させ、「責任」を学習させる機会にしましょう。

もしかすると、離婚など相手と離れる選択をする必要性も出てくるかもしれません。

第5章

カサンドラさんを卒業するために

この本の最後に、あなたの現在の悩みやつらさを
解決する方向性をいくつか示します。
生きづらさから解放されるヒントを
探してみてください。

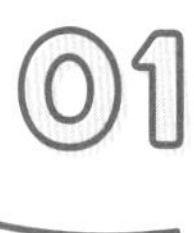

卒業に必要なのは「自立」です

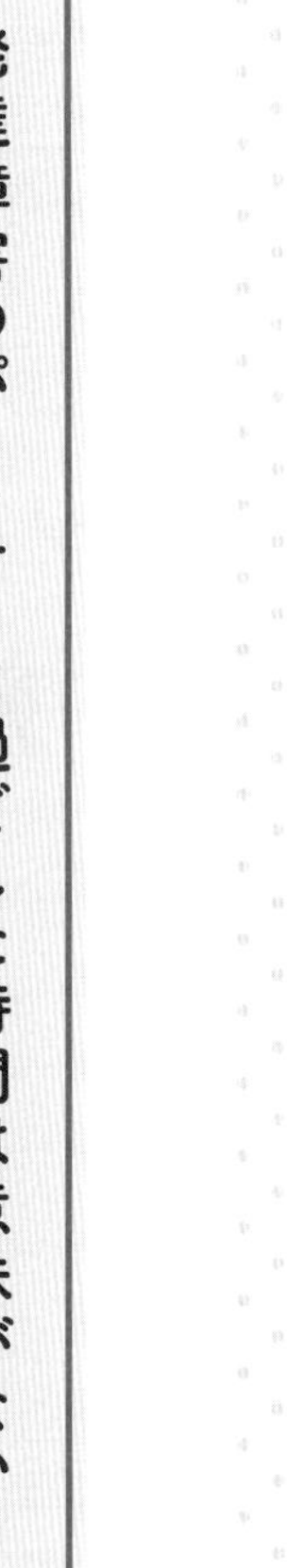

発達障害のパートナーと過ごした時間は意味がない？

カウンセリングでカサンドラさんの話を聴いて不思議に思うことがあります。

あんなに「（こんなパートナーと）知り合わなければよかった」「なんで、私ばかりこんな目にあうの？」「（最初のころは別として）何もよいことがなかった」と限りなく不平不満を言っていたカサンドラさんが、パートナーとの関係性の再構築、あるいは別離・離婚といった結論を出した後に再び会うと、「私が一番、あの人を理解しているんです」と、強い自負心を見せます。

そもそもカサンドラ症候群に陥ってしまうのは、発達障害のある人との関係性において生じる葛藤やイライラに苦しんだからでしょう？

それなのに、〝卒業〟すると一転して私だけがパートナーを理解できる、私以上にパートナーと友情関係を築いている人はいない、とまるで戦友であるかのような発言をするのです。

いえ、確かにお互いを（少なくともカサンドラさん側は）理解し合おうと努力した〝闘い〟だったのかもしれません。

一方で、残念ながらいつまでも「恨みの沼」にはまり続ける人もいます。（47ページ「物事の受け止め方」のところでも説明しましたが）認知を変えるのが難しいのでしょうね。

「沼」とは、自らはまり込んでしまったネガティブな認知のループです。そこから抜け出せない理由は、**カサンドラさんが育った生い立ちになんらかの課題が残されている**、というケースがほとんどです。

「親が商売をしていたので、おばあちゃんが面倒を見てくれたけれど、心のどこかでいつも寂しさを感じていた」「虐待を受けて育った」「両親がケンカばかりしていたので、安定した家庭にあこがれた」「弟が産まれて親の関心がそちらに向かったので、しっかりしなきゃ、と思った」……などなど、満たされない思いや渇望がカサンドラさんの心の底にあり、それらの課題がネガティブなループから抜け出すのを阻害しています。

こうした場合には、「発達障害のあるパートナーとのトラブルにどう対応するか」よりも、カサンドラさん自身の課題解決がカウンセリングの中心となりますし、時間や回数、費用もより多くかかることになります。

いずれの場合であっても、カサンドラさんたちがよく言うように、「発達障害のある人と過ごす時間は意味のないもの」なのか（あるいは、本当にそうであったのか）、本書の最後となるこの章では、それを一緒に考えていきましょう。

自分と向き合い、夫と向き合うことでわかること

十分に発達障害について調べ尽くし、夫を理解しようと試みた、30代のあるカサンドラさんがいました。彼女は、最後は自分から夫への愛情がもう残っていないと判断して離婚を決意しますが、いつも前向きな女性でした。

検査や医療機関について私の情報提供をもとに自分でも検索し、対応に取り組みながら夫への思いを変化させていきました。

最初のうちは戸惑いから右往左往していましたが、しだいに状況が整理されてくると冷静になり、夫のよいところに目が届くようになりました。

イヤだと思っていた言動が脳のしわざであることを認めて、その改善をサポートしようと努力をしてくれました。

残念ながら、最終的な結果は当初の目標（関係性の再構築）とは異なるものになりましたが、離婚の報告にきてくださったとき、自分はできる限りのことをしたという達成

感に満ちあふれた清々しい表情でした。

また、「夫はＡＴＭ（現金自動預払機）だから、お給料をもってきてくれればそれでいい」が口癖の50代カサンドラさんは、自分の中に言葉とは裏腹な〝本心〟があることに気づいていませんでした。

彼女は習い事やイベントに参加するたび、他人の家庭を羨ましがってばかりいました。そしてある日、ふと「たくさんの子どもや孫たちが遊びにやってくる老後がいいなぁ。アットホームな雰囲気の中で死を迎えたい」と言ったのです。そう言ってから、自分で驚いていました。

彼女は小学生のころ、父親の仕事の都合で転校を繰り返しました。そのせいか友だちができず寂しい思いをしました。忙しい両親は運動会へもきてくれませんでした。そんな思いから、大勢が集まってくる家庭を理想のイメージとしてもつようになりました。

「いいかげんに、心の欲求に従ったらどうですか？」と私が言ったとき、彼女は不満げに「欲求？　私に、まだ欲しいものがあると言うの？」とつぶやいていましたが、そのときから自己と向き合うことを始めました。そして、向き合う対象が夫へと移っていったのです。

その結果、彼女は「パートナーは子どもを苦手としている」と当初考えていたのは、自分の思い込みだったと知りました。彼がどのように子どもに接すればよいかがわからず戸惑っていたことや、「どうせ自分を怖がって、近寄らないだろう」と自己否定的に彼が口走る言葉の裏に哀しみがあることに気づきました。

そうして自分や夫に真正面から向き合うことで、夫婦の関係性の再構築に成功し、こじれかけていた夫婦仲がよくなっていったのです。

現状や過去を見つめ直すことの意味

うつ病から回復した人と話をすると、多くの人が「うつ病になってよかった」と言います。

私が「病気になって、よかったの!?」と思わず尋ね返すと、「人生のこの地点でうつ病になったことには、きっと何か意味がある。立ち止まって考える時間を人生からもらったよ」と彼らは答えます。

あるいは、仕事オンリーで家庭を顧みずに生きてきたある人は、病気になったことで妻との会話時間が増えて楽しいと言いました。この先の人生を考えると、熟年離婚をせずに済んだと笑っていました。

地方在住のある会社員は、地域になじめない自分に気づいたそうです。スーパーマーケットへ買い物に行くと、買い物かごの中に入れた野菜と肉を見て「今日はカレー?」と質問してくる、そうした住民の悪気のない距離感のなさに辟易(へきえき)していたそうです。休養という名目で都会の実家に戻り、自分を取り戻したと言いました。

どの人も、病気や不調をきっかけに現状や過去を見つめ直すことで、自分にとって大切なものを発見することができました。カサンドラ症候群の最中(さなか)にいるあなたも、同様に自分の現状や過去にある〝生きるヒント〟を見つけて欲しいと私は願っています。

- あなたが最初にパートナーに惹かれたのは、どうしてだったのでしょうか。
- それは、あなたが育ってきた家庭や歴史と関係しているのでしょうか。
- パートナーが発達障害だとわからなかったときには、あなたは彼（彼女）に本当はどう接して欲しかったですか。
- パートナーが発達障害だとわかった今、その特性を含めて相手を尊敬・尊重する気持ちはありますか。
- 何を言いわけにしているから、現状を変えられずにいるのでしょうか。

……考えるべきことはたくさんあります。

あらゆる意味で「自立」しよう

カサンドラ状態から逃れるためには、私はまずパートナーの発達障害についてもっと深く知ることが必要だと考えています。本書もその助けになるはずです。

でも、次にしなくてはならないのは「**カサンドラさんの自立**」です。

自立にもいくつかの種類があります。

あなた自身の自由を手に入れるために必要な「**経済的自立**」は最も重要です。

そして、誰かのせいにするのではなく、自分で選択・決断していける能力をもち、過去の人生を含めて自己受容ができている状態の「**精神的自立**」を果たすことも大切です。

それらを成すためには、体調をコントロールして身体的な健康状態を保つ「**身体的自立**」や、職業選択や人間関係を解決する力、そして一人でも生活していける家事能力といった「**社会的自立**」も必要でしょう。

これらの自立を成し遂げた後に、改めて発達障害のパートナーとの関係を振り返ったとき、あなたがカサンドラ症候群に陥った本当の意味・理由を見つけることができると私は信じています。

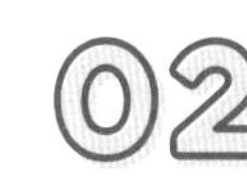

カサンドラさんからの卒業パターン

カサンドラ症候群から脱することができた人とは、どういう思考傾向をもった人なのでしょう。また、カサンドラ症候群からの卒業にパターンのようなものはあるのでしょうか。

いくつかの傾向にまとめてみました。これからカサンドラ症候群を脱しようとする方の参考になるかもしれませんから、簡単に紹介していきましょう。

①共通点増加パターン

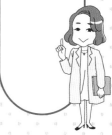

カサンドラさんが発達障害のあるパートナーと長く生活しているうちに、お互いの

価値観や生活スタイルが似てくる場合があります。あるいは相手のよいところを尊敬していると、いつの間にかその要素がカサンドラさんに身につくことがあります。結果、**二人の共通点が増えることから共感しやすくなり、関係性が改善される**ケースが数多く見られます。

ある40代のカサンドラさんは、イベントやアポイントメントをすぐにドタキャンするところがありました。気分が変動しやすいので、「そうしたい」と思っていた予定が、日が変わると「したくない」に変わるからです。

ところが彼女の結婚した相手はＡＳＤ傾向があり、約束やスケジュールをしっかり守る人でした。たまにカサンドラさんがドタキャンするとイヤな表情をします。

一緒に暮らしているうちに、彼女は夫のよいところを取り入れ、気分によってドタキャンする行動をやめようと思うようになりました。

②知的な聖母パターン

真面目なカサンドラさんが、パートナーの発達障害についてあらゆる情報を勉強し、特性と性格を分類しながら「相手を変えようとせず、自分の認知や行動を変える」ことを肝に銘じて暮らしていくパターンです。

疲れたときには一人で解決しようとせず、信頼できる仲間を頼ります。

広い視野で多様性を認め、二人の〝文化〟の違いから生じる異なる価値観を、それはそれとして受け止めます。

相手を支配（コントロール）しようとせず、よりよい保護者を目指して、相手の自主性を大切にしようとする心のゆとりがあります。

誰もが実践できるわけではないのですが、これこそが理想的な関係性の再構築の仕方と言えるのかもしれません。

③自己実現追求パターン

カサンドラさんに（本人に自覚があってもなくても）パートナーよりも優先したい興味の対象や達成目標がある場合、恋愛や家庭に**過度な期待を抱かない**ことがよくあります。「好きなことを自由にさせてもらうこと」が唯一の願いであるため、それさえ満たしていれば、パートナーのことも居心地のよい生活の同伴者として尊重します。

だからと言って人に興味がないわけではなく、話題も豊富です。

基本的にネガティブな思考を嫌うので、深刻な相談に乗るときでも論理的・合理的なアドバイスをするのが上手です。また何事も深く引きずらないため、ケンカをした日も次の日まで残りません。第1章で少し触れた大学教授同士の夫婦のように、お互いに適度な距離感を維持しながら過ごすパターンです。

相手のずば抜けた才能に惚れ込んでいることで、関係が多少ぎくしゃくしても別れには至らないケースもあります。

④求めず期待せずの鈍感パターン

他人からどう見られているのか、評価や評判にはまったく興味がないマイペースなカサンドラさんの場合、いわば「鈍感力」に優れているため、ちょっとやそっとのことでは動じません。

それは**他人に期待しない・求めないという徹底したポリシーがある**からでしょう。

自分の中に答えがあるため、内省することはあっても他人のことで悩むことはまずありません。もちろん、過度に不安になることもありません。

誰かの愚痴や不満もふんふんと聞いているように見えますが、基本的に片方の耳からもう片方の耳に通り抜けていきますので、それほど苦痛でもありません。

一人の時間を楽しむことができるので、発達障害のあるパートナーとの生活も、お互いの距離を保ちつつ、何か困った状況があっても「まぁ、こういうこともあるか」とスルーできます。

⑤足りないものは他に求める自立パターン

カサンドラさんが、発達障害のあるパートナーや家族だけに完璧を求めないパターンです。

このカサンドラさんは好奇心が強いため、仕事や趣味のサークルを通じて、新しい社会的活動をしようと模索する傾向があります。

肝っ玉母さんで太っ腹、深く考え込むより、お酒やカラオケで発散しようとするところもあります。二日酔いになりながらも（!?）明るく元気、次の日にもまた別の誰かと騒いでいる、という社交的な人もいます。

友人や仲間が多いため、パートナーや家族との生活で満たされない部分は、ある程度割り切ってあきらめます。**夫や家族に求めても足りない部分は、それ以外の誰か・何かで埋めることでバランスを取ろうとします。**

人によっては、パートナー公認で男女の関係は家庭外に求める……なんてケースもあります。善悪は別として非常に合理的な解決策とも言えるでしょう。

どの方向性でカサンドラ症候群からの卒業を目指すとよいのか？　は、あなたの性格傾向や各家庭の事情、パートナーの特性のあり方が関係するので一概には言えません。

それでも、未来に向かっての一つのガイドラインとして、参考にできる部分をうまく取り入れて欲しいと思います。

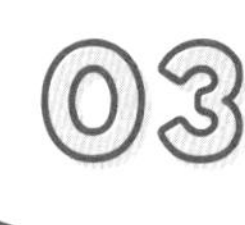

愛着スタイルに合わせて解決を図る

愛着障害が自立を阻むこともある

カサンドラさんからの卒業を目指すとき、あなたの自立を阻む要因の一つに「**愛着障害**」があります。カサンドラさんのみならず、発達障害のあるパートナー自身がそうである場合もありますので、少しだけ解説しておきましょう。

幼少期に危険な状況になると、子どもは「お母さん、助けて〜」と叫びます。そうした主に母親との情緒的な結びつきのことを、「愛着」と言います。

この愛着が、成長過程で親や養育者との間で育まれなかった場合、大人になってからも対人関係のトラブルや精神的な不調を抱えやすくなります。これが「愛着障害」です。そして、親などとの結びつきには個人差があり、その愛着に関する行動が成長過程で繰り返され、パターン化したものを「**愛着スタイル**」と呼びます。精神科医の岡田尊司氏は、この愛着スタイルを次の四タイプにまとめています。

❶安定型

自分が好意をもつ相手を信頼できる。その相手が、自分をいつまでも愛し続けてくれることを確信している。自分が困ったときや、助けを求めているときには、それに必ず答えてくれると信じている。だから気軽に相談ができる。

❷回避型

親しい関係や情緒的な共有を心地よいとは感じず、重荷に感じてしまいやすい。そのため親密さを回避しようとし、心理的にも物理的にも相手と距離を置こうとする。

❸不安型

相手の顔色を見ながら、機嫌をうかがったり、気を遣いすぎてしまう。少しでも相手の反応が悪いと、嫌われているかもしれないと不安になりやすい。

❹恐れ・回避型（混乱型）

対人関係を避けて、引きこもろうとする人間嫌いな面と、人の反応に敏感で、見捨てられ不安が強くなる面の両方を抱えている。

これらの愛着スタイルが、あなたの自立や関係性の改善を妨げてしまう場合があることも知っておいてください。

カサンドラになる人に多いのは「不安型」

先ほど示した愛着スタイルの四分類のうち、例えばＡＳＤ特性がある人には、「❷回避型」が多いと言われています。

親密な関係性に慣れていないと、自ら相手を遠ざけてしまう場合が多く、恋愛時には恋人すら「重い」とか「うっとうしい」と感じてしまうことがあります。

一方で、カサンドラ症候群に陥る人には「❸不安型」の愛着スタイルが多いとされます。彼ら・彼女らは、過剰なまでにパートナーに共感的応答を求めがちです。

ところが、パートナーに右に示したような回避型の愛着スタイルやＡＳＤ特性が見られると、共感的な対応をほとんど与えてもらえないために、心が常に不安定であるわけです。

カサンドラさんに多い「❸不安型」の愛着スタイルの特徴として、以下の項目が挙げられます。

- **人に受け入れられているかがとても気になる**
- **相手の表情の変化に敏感で、相手の顔色をうかがう傾向がある**

- **拒絶に敏感で「見捨てられてしまうかも」という不安が強い**
- **親しい関係になるほど、もたれかかったり独占したがったりする。または攻撃的な言動に出てしまう**
- **不満や不安などを口にしてしまいがち**
- **本当にイヤなことは口にできない**

相手が不機嫌であるのは自分のせいかもしれない、どうして家族は私がせっかくつくった料理を食べないのだろう、といった形で、**不安型の愛着スタイルをもったカサンドラさんは「相手の行動の原因は自分にあるに違いない」と責任や原因を抱え込む傾向にあります**。幼少期からの愛着スタイルの影響で、このような考え方をしてしまうのです。

あなたが自分は不安型かもしれないと感じたら、まずはあなたの成育歴を振り返ることが助けになります。

そして、さらにＡＳＤ特性のあるパートナーが回避型の愛着スタイルを取る場合には、カサンドラさんは相手のペースや言動に影響されないように自分の心を守る必要があります。

例えば、「相手が不機嫌なのは、疲れているから」「私の用意した料理を食べないのは、体調が悪いからだ」「しばらく一人にしておこう」「相づちを打たない行動はよろしくないけれど、今回は『うん』と返事をしたのでよしとしよう」などのポジティブな思考への変換を意識することで、頻繁に傷つかなくて済むようになります。

なお、不安型の愛着スタイルについて心配な点ばかりを挙げてきましたが、もちろん長所となる部分もたくさんあります。

- **相手の態度や変化欲求などに敏感なので感性が豊か**
- **必要とされたいからこそ、誰かの面倒を見ることをいとわない**
- **共感能力が高いため、人の気持ちに寄り添える強みがある**
- **とても純粋で優しい**

職場の同僚や友人から頼られている人も多いはずです。自分のよさにも着目して、自分で自分を追い込まないようにときどきセルフケアすることを忘れずに。

後は、不安型の愛着スタイルを取る人は〝変わること〟をパートナーに求めすぎるところがあり心配です。**〝期待値が高すぎる問題〟によって、関係性の改善が困難になる**ことを認識しておきましょう。

「そうとしかできない」パートナーの言動を、いかに受け入れながらストレスの少ない生活をするかを、自らの課題としていくのがよいでしょう。

ASDに多い「回避型」愛着スタイルの特徴

最後に、ASD特性のある人は、その特性ゆえに「❷回避型」愛着スタイルによる問題を抱えている人がいます。その特徴は以下の通りです。

●ドライでクール、本気で熱くなることはめったにない、感情を抑えることが得意

- **自己開示が苦手なので秘密主義**
- **自分の興味のあることは、相手の様子におかまいなく延々と話し続ける**
- **距離を置いた対人関係が好き**
- **縛られないことが大事で、依存はするのもされるのもイヤ**
- **面倒なことはなるべく避ける**
- **相手の気持ちに無関心で鈍感なところがある**
- **葛藤することそのものを避ける傾向があり、葛藤を起こすとキレやすくなる**

回避型の愛着スタイルを取る人は、このようにしながら日ごろ、自分の心を守っています。発達障害のASD特性にそっくりですよね。

ただ、**愛着障害は幼少期に心の安全基地がないことから起こりますが、発達障害の場合は生まれつきであるところが違います。**

発達障害の特性のある人が、保護者の無理解から疎(うと)まれたり、育児に混乱が生じた結果、ネガティブな愛着スタイルが形成されることは大いにあり得ます。

この戸惑いは、カサンドラさんがそのパートナーに接していくときの対応法にも表われます。

もし、**あなたのパートナーに特性だけでなく愛着障害による問題もあると思われるときには、パートナーの言動をスルーするだけではなく、パートナーに正面から向き合い「あなたを受け止める」「あなたから逃げない」といった言動が必要になる場面があります**。こちらの愛情をしっかり受け取ってもらうことが、愛着障害による課題の解消や改善に役立ちます。

パートナーの行動が発達障害と愛着障害のどちらによるものだろうとカサンドラさんからも相談されます。でも、その関わりを見分けるのは本当に困難です。

ただ対応が異なる以上、医師やカウンセラーなど専門家に判断を委ねましょう。

ここでは、知識上「そういうこともある」とだけ覚えておいてください。

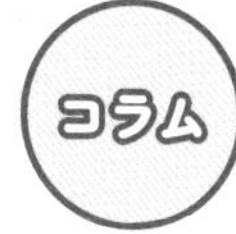

私、パートナーを「発達障害グレーゾーン」に決めました！

数年前に私は、夫と娘を「発達障害のグレーゾーン」と〝決めました〟。決めたと書いたのは未受診だからです。

30年以上も前に夫と入籍したころは、発達障害という概念が、まだそれほど世の中に広まっておらず、ちょっぴり自閉性のある人だなぁという程度にしか彼を理解していませんでした。結婚生活を送るうち、彼の自閉スペクトラム症（ASD）のいくつかの特性と、私の無理解や混乱型の愛着障害によってケンカが多くなり、冷戦状態となりました。

「決めた」のは、今から9年前のことです。

この「決めた」にはもう一つの意味があります。どんな人間も多面的であるのですから、彼が発達障害であってもなくても彼自身をまるごと受け止めたいと思いました。

人にはよい面とちょっと気になる面の両方があります。自分の望む通りに相手を変えて支配しようとするのではなく、〝してくれている〟部分に感謝をしながら、〝もうっ！（怒）〟と感じる部分については、視点を変えながら対応していこうと考えたのです。そのために、改めて発達障害の勉強をし直して知識を深めていきました。

そして図らずもそれは、娘を育てる上でも有益でしたし、自分の人生を棚卸しするプロセスにもなりました。

そんなふうに決める（腹をくくる）きっかけになったのは、娘が産まれてから初めて三人で旅したアメリカ西海岸でした。意外にも夫に対して「あら？　この人って、これほど頼りになる人だったかなあ」と思ったのです。今まで私のすることにとやかく言わず黙って従い、マイホームから生命保険のことまで私の決めた通りにする「受動型」であるはずの夫が、私と娘をリードし始めたのです。発達障害は治らないって言うけれど、そんなことはないのではないかしら、と感じた体験でした。

それは、現在高校生になった娘に対しても同じ思いです。小学生のころは、それはもう関節痛、めまいや偏頭痛とさまざまな身体症状があり、性格的にも〝天然ちゃん〟で、ケアレスミスの多い注意欠如・多動症（ＡＤＨＤ）気質のようでした。

でも中学・高校に入ると正義感が強く理論的で、むしろ自閉スペクトラム症（ＡＳＤ）寄り？　と思うほどにしっかりしてきました。

ただ、知能検査をするとＩＱが１３０もあることがわかりました。また、感覚過敏や人疲れするところは依然としてありますので、休日になると長い睡眠時間を要します。

もともと発達障害とは言っても〝白に近いグレー〟だったのかもしれませんし、単なる成育歴の影響による性格傾向か過敏な体質くらいのものだったのかもしれません。ＨＳＰやギフテッドの可能性もあります。

二人と生活をともにするにつれ、いつしか夫と娘、彼ら二人が発達障害かどうかを判断しようとすること自体が面倒になり、「これが彼ら自身！　それで十分！」と思うようになりました。

一緒に住んではいるけれど戸籍上は離婚しています

夫や娘を成長させる（？）きっかけとなったライフイベントのもう一つは、我が家の戸籍上の離婚です。

「（私の年齢）41で妊娠、2で出産、3、4がなくて5に離婚♪」と講演会でジョークにして語りますが、同い年の私たち夫婦は45歳のときに籍を抜きました。子育てについてお互いに不満が募っていき、ケンカが多くなったからです。

これは家族という名に覆われた「依存」に違いないと、ほどよい距離感を保つために他人になる選択をしたのです。

この方法は私たちの結婚生活に適していました。ごみ出しをしてくれても「ありがとう」、「車で迎えに行こうか？」の言葉にも「今日は大丈夫、ありがとう。あなたも疲れているでしょうから電車で帰るわね」と、感謝の言葉や思いやりが増えたのです。

だって〝他人〟ですから、遠慮や礼儀が必要でしょう？

それから一度も別居することなく、生活をともにしています。

娘には、パパとママは家族としてとても仲がよい、お互い依存しないために籍を抜いたのだ、と正直に話してきました。ですから娘も、他のおうちとは少し違うけれど、両親に愛されて育った幸せな家庭であることは感じてくれているようです。

たかが紙切れ一枚のことではありますが、籍を抜くことにより、家族として当たり前のように期待し、甘えていた行動がいかに傲慢であったのか、改心することにもつながりました。

この先も、相続等の都合や便宜上入籍することはあっても、好んでそうしたいとは思いません。自由な関係は経済的自立、精神的自立の上に成り立っていて、私たちの信頼関係はそう簡単には揺らがないという自信があります。生まれ育った家族よりも長く一緒に暮らしているのですから。

そもそも、人間の心は縛ることができません。だからこそ社会の秩序を守るためには、最小の社会的単位である家族を徹底的に管理する必要がありました。そのために誕生したのが戸籍制度です。

社会に迷惑をかけることなく、お互いを尊重し助け合うことのできる〝オトナの関係〟であるなら、戸籍はそれほど問題にはならないと私は考えています。

おわりに

出版社に原稿を送って、珈琲を飲みながら窓から穏やかな空を眺めています。

この本を手に取ったあなたに、私は本書を通じて「発達障害のあるパートナーとご縁をつむいだことは、あなたの人生にどんな意味をもたらしましたか？」という問いを投げかけたつもりです。

その問いに、私ならどのように答えるだろうと考えています。それは、自身の結婚生活35年を振り返ることでもあります。

これだけ長く夫と一緒に暮らしてきても、お互いにすべてを見せているわけではないでしょう。私の人生のある一定の時期、彼の人生の一部がそこに重なったにすぎません。

でも、彼と本気で向き合ってきたあのエネルギーと喜怒哀楽のすべてが、私の人生

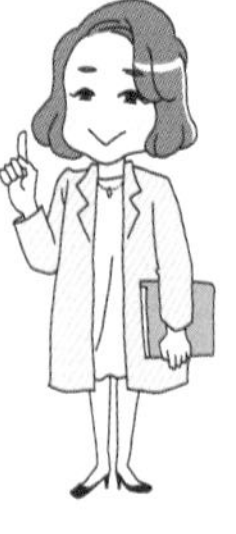

を豊かにしてくれたことは確かだと言えます。

「障害受容」という概念があります。心身に障害のある人が、その障害をどのように受け止め、葛藤や苦悩などの感情とどう折り合いをつけて受け入れていくか、を意味しています。

リハビリテーション医学に詳しい上田敏氏は、1980年に発表した論文で「障害の受容とはあきらめでもなく居直りでもなく、障害に対する価値観の転換であり、障害をもつことが自己の全体としての人間的価値を低下させるものではないことの認識と体得を通じて、恥の意識や劣等感を克服し、積極的な生活態度に転ずることである」と述べています。

私もまた、発達障害のあるパートナーや家族といることは「ポジティブなあきらめ」であると言い続けてきました。つまり、〝そうとしかできない〟特性をネガティブにとらえるのではなく、**誰にでも、できること**（得意）**とできないこと**（不得意）**はあるのだから「お互いさま」と考えればよい**のです。

障害受容のプロセスは、さまざまなライフイベントに際して、すべての人に当てはまるように思います。

身近な人の突然の死、リストラ、失恋や別離、目標の喪失、ペットロスなど、人生には上り坂や下り坂があります。さらにその他に、もう一つ「まさか」という坂があると言われます。その「まさか」に出遭ったとき、ショックを受け、現実を否定し、混乱しながらも人は前向きに生きようとします。

そう、人生は後ろには戻れないのです。どんなにつらい出来事も、二度と味わいたくはないけれど自己成長につながっているのです。

PTSD（心的外傷後ストレス障害）については、一般の方にも比較的知られるようになりましたが、人間には、逆ベクトルであるPTG（Post-Traumatic Growth）、つまり「心的外傷後成長」とでも訳すべき心の働きがある、という研究が約20年前から始まっています。

心的外傷をもたらすくらいの苦しい出来事の後、それをきっかけに人間に与えられる心の成長のことです。

発達障害のあるパートナーがいる人が、「なぜ、こんな人と結婚したのだろう」「面倒なこの人から逃げてしまいたい」と一度も思ったことがない、というのはあり得ないと私は思っています。だって、やっぱり……本音はしんどいからです。

でも何らかの方法を試みながら、行動や認知を変えていくことで「幸福」を手に入れることは可能です。

いえ、むしろそのような経験があったからこそ、どうしようもない不条理がこの世にあることを知り、さらにそのことによって、誰もが自分を大切にしなくてはいけないことに気づくのです。

私をいつも励ましてくれた言葉があります。「ニーバーの祈り」という、アメリカの神学者が礼拝で語った言葉です。それが第二次世界大戦時の兵士や、アルコール依存症患者の団体を経て、世に知られるようになりました。

「神よ、変えることのできるものについて、それを変えるだけの勇気をわれらに与えたまえ。変えることのできないものについては、それを受け入れるだけの冷静さを与えたまえ。そして、変えることのできるものと、変えることのできないものとを、識別する知恵を与えたまえ」

自分の人生は自分が主人公です。好きなように、脚本も舞台も変えられます。

でも、あなたを助けにやってくる王子様を今は期待できないし、幸せの魔法をかけてくれる魔女もどこにも見当たりません。

それなら、選ばなかった道を悔やむよりも、選んだ道をどう充実させて歩んでいくのか、に注力するほうが幸せを感じられるでしょう。

「知る」、「工夫する」、「アクションを起こす」それぞれにあなたの勇気を使ってください。

本書は多くの人の協力によって完成しました。

素敵なデザインを施してくださった吉村朋子さん、私そっくりのイラストを描いてくださったカツヤマケイコさん、インタビューを受けてくださったカサンドラのみなさん、そして、「書けな～い」と泣きつくたびに温かくお力添えくださいましたブックリンケージの中野健彦さんに心からの感謝を申し上げます。

あ、忘れてはいけません。最高にコミカルでやさしい我が夫と、たくさんのエピソードをくれた娘にも感謝の気持ちを捧げます。


この本にある対応方法や事例が、手に取ってくださったあなたの心の支えになりますよう祈っています。

大丈夫、あなたは一人じゃない。

神田裕子

○主な参考文献

■ WEB サイト
厚生労働省
https://www.mhlw.go.jp/kokoro/know/disease_develop.html

厚生労働省政策レポート
https://www.mhlw.go.jp/seisaku/17.html

厚生労働省発達障害者支援施策
https://www.mhlw.go.jp/stf/seisakunitsuite/bunya/hukushi_kaigo/shougaishahukushi/hattatsu/index.html

厚生労働省発達障害の特性（代表例）
https://www.mhlw.go.jp/seisakunitsuite/bunya/koyou_roudou/koyou/shougaishakoyou/shisaku/jigyounushi/e-learning/hattatsu/characteristic.html

文部科学省
https://www.mext.go.jp/a_menu/shotou/tokubetu/hattatu.htm

■本
『発達障害の早期療育とペアレント・トレーニング 親も保育士も、いつでもはじめられる・すぐに使える』（2021/3/10）上野良樹、金沢こども医療福祉センター・作業療法チーム・著／ぶどう社

『発達障害　生きづらさを抱える少数派の「種族」たち』（2021/4/1）本田秀夫・著／ＳＢクリエイティブ

『発達の気になる子の「困った」を「できる」に変える ABA トレーニング（発達障害を考える心をつなぐ）』（2019/11/13）小笠原恵、加藤慎吾・著／ナツメ社

『DSM-5 精神疾患の診断・統計マニュアル』（2014/6/30）日本精神神経学会・監修／高橋三郎、大野裕、染矢俊幸、神庭重信、尾崎紀夫、三村將 、村井俊哉・翻訳／医学書院

『カサンドラ症候群身近な人がアスペルガーだったら』（2018/10/6）岡田尊司・著／角川書店

『不安型愛着スタイル　他人の顔色に支配される人々』（2022/11/16）岡田尊司・著／光文社

『愛着障害・愛着の問題を抱えるこどもをどう理解し、どう支援するか？　アセスメントと具体的支援のポイント 51』（2019/8/22）米澤好史・著／福村出版

『HSP ブームの功罪を問う』（2023/1/11）飯村周平・著／岩波ブックレット NO.1074

■論文・研究報告書
『発達障害と情緒障害の関連と教育的支援に関する研究』（2012/3）独立行政法人国立特別支援教育総合研究所
https://www.nise.go.jp/cms/resources/content/7056/seika13.pdf

【著者略歴】 神田 裕子（かんだ・ゆうこ）

発達障害・カサンドラ症候群専門カウンセラー

オフィスレアリーゼ代表。カウンセラー歴35年。

一般企業の秘書を経て、1989年から札幌市内の専門学校・短期大学において教鞭をとる。同時に学生相談室のカウンセリング業務に従事。1996年「ゆうカウンセリングオフィス」を設立。1998年より北海道庁のメンタルヘルスを担当し、その後、全国の官公庁や一般企業を対象に講演・研修の活動を開始。全国から年間300回以上もの依頼がある。

2004年には心理カウンセラーを養成するスクールを北海道、熊本、東京の順に開校。2014年「オフィスレアリーゼ」を設立。2021年、発達障害とグレーゾーン、そのパートナーや家族、同僚等のカサンドラ症候群を支援する団体「カサンドラ・ラボ」を立ち上げる。毎月、語りの場「カサラボカフェ」や勉強会「スライバーズクラブ」をオンライン運営した。2023年4月から、発達障害とカサンドラがともに学ぶ異文化交流＆学びの会員制サロン『つばらつばら』に統合している。

50歳を過ぎてから、上智大学（グリーフケア研究所）、ルーテル学院大学（臨床心理コース）において社会人学生として学び、立教大学21世紀社会デザイン研究科修士（犯罪加害者支援の研究）取得。

著書に、『はじめての「自分で治す」こころの教科書』『自分が好きになる」心理アプローチ大全　最高の「考え方」』（ともにClover出版）などがある。

娘１人・事実婚の夫と３人暮らし。

https://www.realiese.com/prof/

発達障害とカサンドラ症候群の異文化交流＆学びのサロン
『つばらつばら』
https://lounge.dmm.com/detail/6280/index/

装幀・本文デザイン／吉村 朋子（CLOVERDESIGN）
イラスト／カツヤマケイコ
企画協力／中野 健彦（ブックリンケージ）
編集担当／菅沼 真弘・正満 悠子（すばる舎）

パートナーが発達障害かも？
と思ったときに読む本

2023年 4月22日 第1刷発行

著者 神田 裕子
発行者 徳留 慶太郎
発行所 株式会社すばる舎
〒170-0013 東京都豊島区東池袋 3-9-7 東池袋織本ビル
TEL 03-3981-8651（代表）
03-3981-0767（営業部直通）
FAX 03-3981-8638
https://www.subarusya.jp/
社 シナノパブリッシングプレス

【著者略歴】 神田 裕子（かんだ・ゆうこ）

発達障害・カサンドラ症候群専門カウンセラー

オフィスレアリーゼ代表。カウンセラー歴 35 年。

一般企業の秘書を経て、1989 年から札幌市内の専門学校・短期大学において教鞭をとる。同時に学生相談室のカウンセリング業務に従事。1996 年「ゆうカウンセリングオフィス」を設立。1998 年より北海道庁のメンタルヘルスを担当し、その後、全国の官公庁や一般企業を対象に講演・研修の活動を開始。全国から年間 300 回以上もの依頼がある。

2004 年には心理カウンセラーを養成するスクールを北海道、熊本、東京の順に開校。2014 年「オフィスレアリーゼ」を設立。2021 年、発達障害とグレーゾーン、そのパートナーや家族、同僚等のカサンドラ症候群を支援する団体「カサンドラ・ラボ」を立ち上げる。毎月、語りの場「カサラボカフェ」や勉強会「スライバーズクラブ」をオンライン運営した。2023 年 4 月から、発達障害とカサンドラがともに学ぶ異文化交流＆学びの会員制サロン『つばらつばら』に統合している。
50 歳を過ぎてから、上智大学（グリーフケア研究所）、ルーテル学院大学（臨床心理コース）において社会人学生として学び、立教大学 21 世紀社会デザイン研究科修士（犯罪加害者支援の研究）取得。
著書に、『はじめての「自分で治す」こころの教科書』『自分が好きになる」心理アプローチ大全　最高の「考え方」』（ともに Clover 出版）などがある。
娘 1 人・事実婚の夫と 3 人暮らし。
https://www.realiese.com/prof/

発達障害とカサンドラ症候群の異文化交流＆学びのサロン
『つばらつばら』
https://lounge.dmm.com/detail/6280/index/

装幀・本文デザイン／吉村 朋子（CLOVERDESIGN）
イラスト／カツヤマケイコ
企画協力／中野 健彦（ブックリンケージ）
編集担当／菅沼 真弘・正満 悠子（すばる舎）

パートナーが発達障害かも？と思ったときに読む本

2023年 4月22日　第1刷発行

著者　神田 裕子
発行者　徳留 慶太郎
発行所　株式会社すばる舎
〒170-0013　東京都豊島区東池袋3-9-7　東池袋織本ビル
TEL　03-3981-8651（代表）
03-3981-0767（営業部直通）
FAX　03-3981-8638
URL　https://www.subarusya.jp/
印刷　株式会社 シナノパブリッシングプレス

ISBN978-4-7991-1089-8